ゆるめてリセット ロルフィング教室

—1日7分!体を芯からラクにするボディワーク—

安田 登

祥伝社黄金文庫

「腰痛を忘れている自分」に気付いた私のロルフィング体験

作家　林《はやし》　望《のぞむ》

あれはもう何年前になるだろうか。

一〇年ほども昔のことになるかもしれない。

私は、初めてロルフィングというものに遭遇し、そして、ロルフィングによって宿《しゅく》痾《あ》の腰痛を忘れることができたのだが、ちょっとそのあたりの経験を書いておきたいと思うのである。

ロルフィングという施術については、もちろん私はそういうものがあることすら知らなかった。

それがたまたま、旧知の能楽師安田登《やすだのぼる》君と話をしていたときに、彼がロルフィングという技術の資格を取得したということを聞かされた。

いや、聞いたって、それが何だか、まるで分からない。ただ、「なんなら、試《ため》しにちょっとやってみますか」みたいなノリで、一回だけお試しの施術を受けた、それが私とロルフィングの劇的邂逅《かいこう》なのであった。

もともと私は十八歳のときにラグビーで腰を痛めて以来、ずっと腰痛が宿痾となっていて、それが次第に悪化し、五十歳になるころには、ねんじゅうステッキをついて歩くほどに悪化していた。そうして、この腰痛は、もう一生、決して治らないものと諦めてさえいたのだ。

もちろん、鍼灸《しんきゅう》、整体、カイロ、マッサージ、いろいろな療法は普《あまね》く試みていたし、しかもそのどれもが一時的な軽快をしか齎《もたら》さなかった。

だから、ロルフィングなんていっても、始めから信じてもいないし、たいして興味もなかったのだが、ほかならぬ安田君の勧めだから、ちょっとだけやってみるか、という気になったのである。物は試し、いわゆる「だめもと」というやつである。

そして一回だけのお試しセッションを受け、私はまもなく地方公演の仕事に出かけた。九州で歌を歌う仕事だったのだが、これがリハーサルから本番までずっと立ちっ放しのせいもあって、終わった頃にはもうすっかり腰が痛くなり、歩くのもおっかなびっくりという有様《ありさま》に陥《おちい》ったのである。

そのとき私はふと思い出した。安田君が、こう言っていた事を。

「腰が痛くなったら、私がお教えした姿勢と歩き方で、せいぜい歩いてください。そしてたくさん水を飲んでください」

そこで私は痛む腰をさすりさすり、夜の町を二時間も歩き回ったろうか。しかし、腰痛はいっかな治る様子もない。

諦めて私はそろそろとベッドに這《は》い込み、もしや明日は動けなくなっているのではないかと恐怖しながら、ようように眠った。

ところがである。

翌朝起きてみると、不思議なことに嬉しいことに、腰痛が驚くほど治まっている。経験上そんなことは嘗《かつ》てなかったことだ。まさに、何やら狐につままれたようだった。

ここにおいて私は、ロルフィングには、もしかしたらいままで未体験の特別な効果があるかもしれない、と思い当たり、それから、所定の10セッションを受けることにしたのだった。

二週間に一度くらいの割合で、10セッションを終えてみると、ほんとうに不思議なくらい腰痛が消えてしまった（正確には四回目くらいでもう腰痛は事実上消えうせていた！）。

はたして、こんなことがあるんだろうか、と私はほんとうにびっくりしたものである。

そうして、それまでのいろいろな治療法と違うのは、その治り方が、なんといったらいいのだろうか、「痛みが治まっている」というのではなくて、「あ、痛みのない暮らしはこんなに楽で気持ちのよいものだったか」と、痛める以前の青年時代を思い出すような、とでも言おうか、或《ある》いは、ここ数十年のあいだ、いつも腰痛を意識しながら暮らしてきた感じとは全然違った、「腰痛を忘れている自分」に気付いたと言おうか、ともかくそれまでの自分とは違う、若い頃の自分に戻ったような不思議な感覚なのだった。

じっさい、それまでは、たとえ痛くない時でも、朝起きてベッドから降りるときには、かならず腰がギシギシして動かない、なんとなくギクギクする不安な感じがあったものだが、それがきれいさっぱり消えてしまった。たとえて言えば、錆《さ》びてギシギシしていた歯車に油をさしたら、するすると動くようになった、とでもいうような感じだろうか。

この変化は、まことに、不思議とも有り難いとも、なんとも言えないことなのであった。

どうして、あれほど悪かったおまえの腰が、そんなに良くなったのだ、と尋ねられることがある。腰痛に苦しむ私の姿はみな周知のところだったからだ。

私はもちろん「ロルフィングを受けたからだよ」と答える。

すると、「ロルフィング」とはなんだ、と誰もが尋ねてくる。

さてそこで私ははたと困ってしまう。

非常に説明しにくい技術だからである。

筋膜《きんまく》に働きかける手技《しゆぎ》だなんて言っても、それだけでは何のことか分からない。体全体を重力に最もマッチするように調整し直すのだと説明しても、やっぱりろくに分からないだろう。

マッサージやカイロとどう違うのかと言われて、これも説明に窮《きゅう》するというものである。

ロルフィングは、ただ受動的に施術を受けるのではなくて、ロルファー（ロルフィング技術者）の指示にしたがって、こちらも適切に息を使ったり、筋肉を微妙に動かしたりしながら、同時にロルファーが筋膜に対して手技を以て働きかけるというスタイルの施術である。

そして、能動的な側面と受動的な側面が、ぴったりと一致したとき、そこに思い掛けないような効果が現われるとでも言おうか……。と、こんなふうに説明しても、やっぱり多くの人には分からないだろう。つまりは実際に受けた人にしか、その効果は理解できないかもしれない。

「そりゃ、痛いんじゃないのか」ともよく聞かれる。

が、実際にはちっとも痛いということはない。

といって、西洋のマッサージのように、ふわふわと表面を撫《な》でさするというのでもない。

指圧のようにぐっと押すというのともまた違う。

聞くならく、ロルファーは、まず徹底的に解剖学を学ばなくてはいけないということである。

つまりこのアメリカ伝来の技術は、きわめて合理的な科学性に基づいて行なわれているのであって、そのことは、受けていてもよくわかる。

10セッションの施術を完了して、じっさいにすっかりその恩恵に浴している今も、なお難しい事は結局わからないし、そのメカニズムがどこまで科学的に解明されているのかも、私は良く知らない。

けれども、しかし、たしかに10回のセッションを受けたあとでは、体の姿勢も、歩き方も、柔軟性も、まったく変わってしまったことだけは、我人《われひと》ともによく知る事実である。

私はよく「背が高くなったのではないか」などとも言われることがあるが、それはもちろん誤解である。そんなことがある筈《はず》はないと思う。

しかし、姿勢が変わって、さっそうと、猛烈な速さで歩けるようになったので、傍《かたわ》らから見ると、そういう感じがするのかもしれない。

有り難いことに、今では、私はステッキなどとはまったく無縁の生活で、毎日、フツウの人が小走りするくらいの速度で一時間も歩き回る。しかし、腰が痛くもならないし、息も切れない。

それどころか、むしろ、多少体調の悪いときは、このロルフィング的な歩行を励行することによって体調がぐっと好転したりするから面白い。

現に私は、能楽師として多忙な生活を送っている安田君に代わって、中村直美《なかむらなおみ》さんにメンテナンスをお願いしているが、手が柔らかく、独特の力があって、とても具合がよい。おそらくは相性も良いのであろう。

だから、お試しを何人かのロルファーに受けて、そのなかで自分の体と心に一番合いそうなロルファーを見つけるのもひとつの方法である。

ある意味では、ロルフィングというのは、目に見えぬ体の内部を、解剖学の知識と手の感覚で探索し、その不具合を治していくのだから、そのアプローチも人により症状により千差万別というところがある。

ロルファーに想像力があるかどうか、臨機応変に状況に対応できる能力があるかどうか、それもまた大切なところである。こういう点でもまた、安田君や中村さんはすぐれて非凡なものをおもちである。

最近では、ロルフィングより更《さら》に一段高度な「ムーブメント」という技法が開発され、それも私は中村さんにお願いしてみたことがある。

この施術は、ロルフィングよりもさらに能動的で、いっそう自然な感じがする。そうして、その名のとおり、体の動きを能動的に調整することで、自然に楽に、狂った部位が正常に復《ふく》していくのを助けるのである。

これだと、ロルフィングよりもいっそう当たりが柔らかいので、皮膚や筋肉が過敏な人や、お子さん、また高齢者などにも受けやすく、副作用が少ないように思われる。じっさい、ロルフィングを受けた翌日など、おもいがけず筋肉が腫《は》れるということがあるのだが、そういうのはロルフィングのわずかな副作用なのであろう。

私などは、皮膚がアトピーで、接触性の蕁麻疹《じんましん》があるので、こういうソフトな施術で効果が得られればほんとうに有り難いのである。

ともあれ、なにごとも百聞は一見に如かず、物は試しというものだから、ぜひ一度セッションを受けてごらんになることをお勧めするゆえんである。

はじめに

安田《やすだ》　登《のぼる》

林望氏の体験談をお読みになり、「よし、腰痛が治るならロルフィングを受けてみよう」と浮き足立ってる方、ちょっとお待ちを。腰痛の解消は氏の努力によるところが大きいのであり、ロルフィングはきっかけにすぎません。

ロルフィングは決して魔法のテクニックではないのです。

とはいえ、私とロルフィングとの出会いも「心も変えちゃうすごいボディワークがアメリカにある」というかなり怪《あや》しい噂でした。だいたいがこういう噂は眉唾《まゆつば》ものがほとんどなので、興味はひかれながらも結局は無視しました。

それから二〇年ほどの時を経《へ》て、日本でもロルフィングを受けられるようになり、自分の体調不良を何とかしようと思い、ロルフィングを受けた経緯は前著（『疲れない体をつくる「和」の身体作法』祥伝社黄金文庫）に書きました。

さて、体調は改善されましたが、噂はやはり眉唾、ロルフィングでは心は扱いません。しかし体に対してすごい力を持っていました。これは噂以上でした。

それまでにも、ボディワークというものはいくつか体験しました。特に一九七〇年代から八〇年代にかけては、心理関係者との実験の一環としてさまざまなボディワークを試しました。しかし、どれもピンとこないし、まったく効きません。

それをインストラクターに伝えると「気持ちが足《た》りないからだ」と言う。冗談ではない。気持ちなんか足りなくても効かなければ意味はない。気持ちで効くなら、それは単に「気のせい」なわけで、そんなのほとんど自己催眠です。認められません。

ロルフィングを受けたときも、例の噂のせいで不信感でいっぱいでした。でも、何が何だかわからないうちに体の不調は治まっていたのです。この何が何だかわからないというのが正直な気持ちで、ロルフィングでも体が治ったという感じは正直しません。ただ、体がリセットされて、昔の自分の体に戻れた、そんな感じでした。

ロルフィングのベースは解剖学と生理学です。しかし、それにとどまらず、創立者アイダ・ロルフ博士の独創的なアイディアや東洋的な思想も入っています。

受け手は下着姿でベッドに横になり、ロルフィングの施術者（ロルファー）がマッサージのように手技《しゅぎ》を使って、緊張している筋肉や癒着《ゆちゃく》している筋膜《きんまく》をゆるめます。

アメリカではスケートのミッシェル・クワンをはじめ、多くのオリンピック選手やプロ野球選手がロルフィングを受けています。スポーツ関係だけではありません。クラシック、ポップスの音楽家、役者、作家などにもロルフィングの支持者はたくさんいます。プロとして体や頭を使う人にとって、ロルフィングはとても人気がありす。むろん、心身ともに苦労の多いビジネスマンやOLの方にも役に立ちます。

また、先年カリフォルニアの大学院大学（心理学）でワークショップをしたときには、そこでロルフィング（正確にはロルフィングという名称ではなく「構造的統合」）の講座がありましたし、演劇をメジャーにしている大学院でワークショップをしたときにも、先生方はもちろんのこと多くの学生も知っていました。

ところが日本ではほとんど知られていません。その理由のひとつは、日本にはロルファーが非常に少ないということがあります。現時点では約九〇名、一〇年前まではひと桁《けた》でした。しかも東京近郊に集中しています。興味はあるけれど受けられない。

そこで、ロルフィングのエッセンスの中から、ひとりでできそうなものを選んで本書を書きました。ロルフィングに興味があるけれど受けたことがないという人にとって、ロルフィングを知るための入門書になればと思っています。そして自分でもやってみて、さらに興味を持ったらぜひロルフィングを受けてみてください。

また本書は、すでにロルフィングを受けた人にもぜひ読んでいただきたい。「せっかく受けたのだから、ロルフィング後にできるエクササイズがほしい」とよく言われます。そういう方にお教えしたエクササイズも入れてあります。ご活用ください。

本書のエクササイズはひとりでできるものを中心に収めましたが、本当はふたりでやるとさらに効果的です。本書の内容を講座にしている「朝日《あさひ》カルチャーセンター」などでは受講生同士でゆるめあっています。

ぜひ仲間を見つけることをお勧めします。

また、体の中の筋肉などがイメージできると、本書のエクササイズはより効果的です。そのために筋肉の説明にもスペースを割《さ》きました。しかし、時間がない方や、すぐにエクササイズを始めたい方は、「アウェアネス」と「エクササイズ」だけを行なってもかまいません。がんばらず、無理をせずに始めてください。

Orientation

レッスンの前に——ロルフィングとは何？

Lesson 1
1日目

呼吸をコントロール

呼吸で体をゆるませる

Lesson 2
2日目

疲れない脚をつくる

Lesson 3
3日目

体側《たいそく》をゆるめて、肩凝《こ》り、腰痛にアプローチ

Lesson 4日目 4

骨盤まわりの深層筋
——骨盤底《こつばんてい》、内転筋群《ないてんきん》をゆるめる

Lesson 5 5日目

お腹《なか》と大腰筋《だいようきん》を活性化

ステップ1 アウェアネス
大腰筋はどこにある?

Lesson 6
6日目

背骨と仙骨《せんこつ》を柔らかくする

Session

本書は、二〇〇六年十二月に小社より
単行本『ゆるめてリセット ロルフィング教室』
として刊行された作品を
加筆・修正して文庫化したものです。

■協力
中村直美
（米国Rolf Institute
公認ロルファー）
大貫毅朗
（米国Rolf Institute
公認ロルファー）

■モデル
水野ゆふ

■撮影
近藤陽介

■本文イラスト
セーヴル

■装丁
鈴木あづさ（細山田デザイン事務所）

Orientation

オリエンテーション

レッスンの前に——ロルフィングとは何？

手と重力だけで、体をリセット！

レッスンを始める前に、
ロルフィングの全体像を把握しておきましょう。
ロルフィングとは一体何をするボディワークなのか、
何を目指しているのか、そしてなぜ体が整うのか。
あわせて本書の効果的な使い方も紹介します。

私たちは、疲れた体を抱えている

一週間が終わると、体がガチガチになっていて、とにかく何とかしてほしいと思う。週末にどこかに遊びに行ってリフレッシュしたいが、その元気すら残っていない。

いや一週間どころか一日が終わっただけでももうクタクタで、部屋に着くなり、かばんも何もかも放り出してベッドに身を投げ出す。そして翌朝、昨日の疲れを引きずったまま出勤する。毎日、毎日疲れが溜《た》まっていく。そんな疲れが溜まりに溜まった週末なので、体がガチガチになるのは当たり前。本当に大変です。

しかし、これは決してあなただけの話ではありません。現代日本人のほとんどが大変な体を抱えて、一生懸命毎日を過ごしています。

バランスが崩れたままの体が、体をさらに崩す

そんな大変な体の疲れや痛みを何とかしようと誕生したのが、クイックマッサージ

やリフレクソロジーです。うまい人の手技《しゅぎ》によって凝《こ》りや緊張がほぐされると、本当にラクになって生き返ったように感じます。ただしクイックマッサージなどは一時的なものなので、翌週には同じくガチガチになっています。

そこで前向きな人は、どうも自分に問題があるのではないかと思って、健康雑誌を読んだり、スポーツクラブに通ったりします。

すると今度は、どうも自分の姿勢自体に問題があるのではないかと気付く。インストラクターから、背筋が曲がっていますよとか、骨盤が歪《ゆが》んでいますよとか、と指摘される。バランスボールを使って背筋を伸ばしたり、あるいはふだんから気が付いたら背筋を伸ばすようにする。ほかの運動も積極的に行なう。

でも、どうもなかなか上手《うま》くいかない。クラブに行く日はいいけれど、週末はやっぱりガチガチだ。こんなに一生懸命やっているのになぜなんだろう、と疑問を持ち始め、そのうち足が遠のき、そして結局はやめてしまう。あーあ、なんて飽きっぽいんだろうと自己嫌悪に陥ってしまいます。

でも、これも当たり前のことなのです。

バランスが崩れた体のまま、どんなに運動やエクササイズをしても、あまり変化がないばかりか、下手《へた》をするとさらにバランスを崩してしまうことすらあります。

いつもの悪い姿勢に、戻ってしまう理由

私たちは子どものころから、「姿勢をよくしなさい」と言われ続けました。言われたら、よしっと胸を張る。でも、数分経《た》つと、またいつもの姿勢になってしまいます。

これもまた当たり前。「いい姿勢を取りなさい」といって自分の意志で何とかできる「姿勢」というのは、自分で何とかできる程度のことですから簡単に戻ってしまいます。

それは、その変化する姿勢の奥のほうに、なかなか変化しないガンコな「体つき(身)」が存在していて、せっかく「いい姿勢を取ろう」と意志で変化させた「姿勢」を引っ張って、元の姿に戻してしまうからなのです(昔の日本人は、姿勢を「からだ」、体つきを「身《み》」として区別しました)。

ですから、この根本の「体つき」にアプローチしない限り、私たちの体は変化しな

図1 前後の筋肉バランスが体つきをつくっている

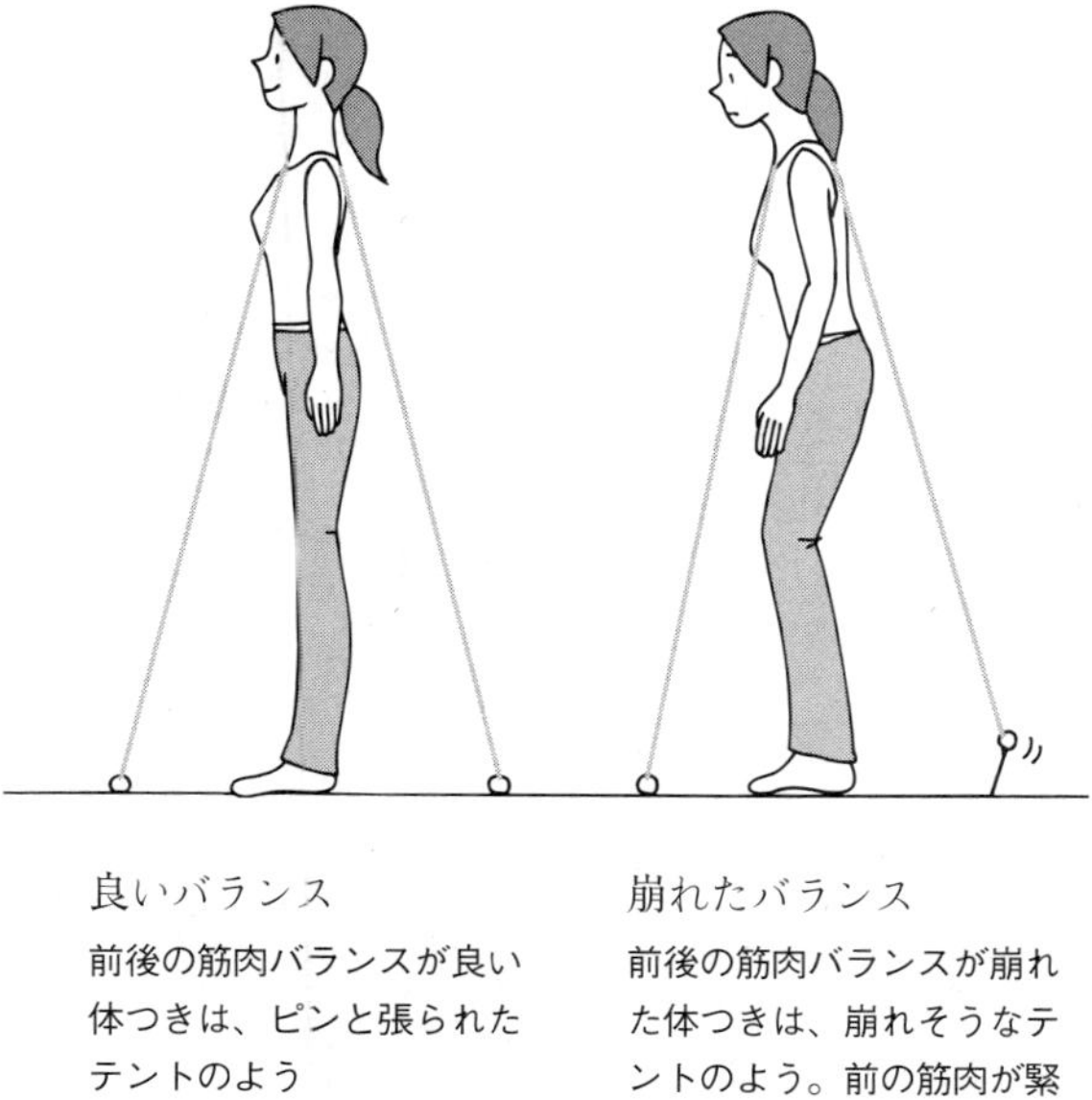

良いバランス

前後の筋肉バランスが良い体つきは、ピンと張られたテントのよう

崩れたバランス

前後の筋肉バランスが崩れた体つきは、崩れそうなテントのよう。前の筋肉が緊張してしまうと、猫背になる

いし、週末のガチガチも根本からの解消はしないのです。

「体つき」にアプローチする「ロルフィング」

そして、この「体つき」にアプローチしようというのがロルフィングです。「体つき」のことをロルフィングでは「構造（structure）」という言い方をします。そしてその構造（体つき）を決めている主なものは「筋肉」と「筋膜《きんまく》」です。

筋肉は、たとえば腕を「曲げる」筋肉があれば「伸ばす」筋肉があるというように必ずペアになっています。大きな視点で見てみれば、体は前半身の筋肉グループと後ろ半身の筋肉グループがペアになっていて、そのバランスで体つきをつくっているということができます（ただしそれはとても複雑にからみあっていますが）。

もし、そのバランスが崩れれば、ロープの張り方が悪いテントのように倒れてしまいます（39ページ図1のイラスト右）。ですから、ロルフィングではまずは筋肉にアプローチして、筋肉同士のバランスを取り戻します。

筋膜と体全体のバランスを取り戻す

また、筋肉というのはじつはたくさんの繊維（筋繊維）が束《たば》ねられてできています。それを束ねている膜を「筋膜」といいます。ところがこの筋膜、ただ筋繊維を束ねているだけでなく、いくつかの筋肉も束ねて筋肉グループを作っていますし、さらにはそれらも束ねて、まるでボディストッキングのように体全体を覆《おお》ってもいます。

電車に乗っていて、隣の人にコートの端《はし》っこを座られただけで体全体が引っ張られるような感じがします。それと同じように、ボディストッキングである筋膜の一カ所に緊張や癒着《ゆちゃく》があると体全体の調子が悪くなります。たとえばパソコンを使いすぎて背中の筋肉が緊張しただけなのに、腰が痛くなったり、脚がだるくなったりするのです。

ロルフィングでは、筋肉ひとつひとつだけではなく、筋膜全体のバランス、体全体のバランスも見ていきます。

ロルフィングは当初「Structural Integration」と呼ばれていました。日本語に直訳すると「構造的統合」という、何ともお堅《かた》い言葉になってしまうのですが、私たちの「体つき」を作り上げている筋肉や筋膜に働きかけて、その構造（structure）を、一本筋の通ったものにしよう（integration）というボディワークがロルフィングなのです。

重力が真っ直ぐに通れば、体は自然にラクになる

図2のロルフィングのロゴマークを見てください。このイラストの右と左を比べてみると、右のほうが安定がいいのはわかりますね。それはなぜかというと、右のほうには重心軸という重力の中心軸がすっと真ん中に通っているからです。中心軸が通っていない左のほうはバランスが悪い。ちょっと振動でも起きようものなら崩れてしまう積み木のようです。

走る、歩く、仕事をする。私たちの日常は振動だらけです。でも、そう簡単に崩れるわけにはいきません。そこで「体つき（構造）」を形作っている要素である筋肉に負担がかかります。まずは崩れないように反対の筋肉が頑張ります。この図でいえば腰や背中の筋肉。そこに負担がかかります。ですから、腰が痛くなったり、背中が痛

図2 ロルフィングのゴールはラクな体

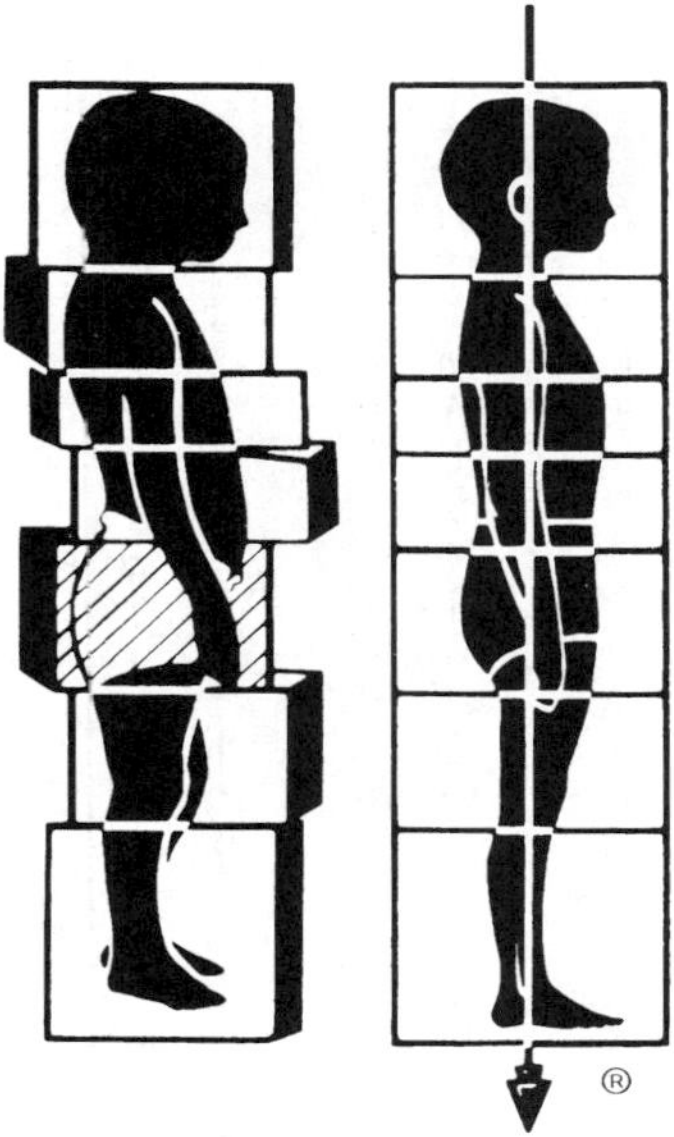

ロルフィングのゴールは「ラクな体を取り戻す」こと。左のように、体の各ブロックがずれていると重力の悪影響が肩・首・腰などに出る。それを右のように整列させ重力と仲良くするのがロルフィング。上図はThe Rolf Institute®によるRolfing®をイメージしたロゴ

くなったりします。

それだけではありません。体の前面もずっと同じ筋肉が常に短くなっていることになります。筋肉が短いということは、その筋肉は緊張状態にあるということです。ですから、脚の前部や胸や、そして顔も緊張してしまうのです。

このような「体つき（構造）」にアプローチして、43ページ図2の右のイラストの、体の中心に重力の軸が通るような「体つき」を取り戻そうというのがロルフィングなのです。

今、「取り戻す」という言葉を使いましたが、私たちの本来の体は、地球という重力場では右のイラストの体になるように作られています。そして、ほとんどの人は子どものころはそのような体を持っていました。

ですからガチガチになってしまった体を一度リセットし、体の中を真っ直ぐに重力が通っていた、以前の体を取り戻すのです。体の中を重力が真っ直ぐに通れば、体は自然にラクになる、そういうコンセプトでロルフィングは行なわれます。

体のブレーキを外そう――ゆるめることが大切

むろん人間の体は積み木のように単純ではありません。ロルフィングの施術者であるロルファーは、体中にある膨大な筋肉や筋膜をチェックしながら、どの筋肉や筋膜に緊張があるか、どこに癒着があるかを見つけます。そして、それらにアプローチしていきます。

前述した体の前後のバランスを思い出してください。

姿勢が悪い人の場合、ふたつのアプローチが考えられます。ひとつは「背筋を伸ばしなさい」という方法。これは背面の筋肉群を鍛《きた》えるという方法です。そして、もうひとつは緊張している前面の筋肉をゆるめる方法です。

「背筋を伸ばしなさい」はあまり意味がないことは前述しましたが、鍛えるというのもちょっと考えものです。なぜならば前面にガチガチに緊張した筋肉があって、それが一生懸命体を前に引っ張っているわけですから、いくら後ろを鍛えても、それはたとえていえばブレーキをかけながら自転車を漕《こ》いでいるようなものです。努力はわかりますが、あまりに効率が悪い。

それならばガチッと握っているブレーキを外したほうが簡単です。同じ力でもスイスイ走ることができるようになります。そのブレーキを外すというのが、筋肉でいえば硬くなってしまっている筋肉をゆるめることなのです。ここでいえば前側の筋肉群をゆるめることです。

そこでロルフィングでは、主に緊張して、硬くなってしまっている筋肉群にアプローチしてゆるめるという方法を使います。むろん、あまりに長い間使われずに、その機能を十分に発揮していない筋肉に対してはそれを活性化するという試みもしますが、これはかなり難しいのです。それよりも硬い筋肉をゆるめるほうが簡単です。

そこで本書でも「ゆるめる」方法を中心に紹介します。

さて、そんな体のバランスを整えるロルフィングですが、次のような特徴があります。

1 ロルフィングで扱うのは筋膜と筋肉

ロルフィングで働きかけるのは、ツボや反射区などではなく、筋肉と、筋肉を覆う薄い膜である筋膜に対してです。「体つき」を変化させるのが目的で、リラクゼーションは目的としていないのですが、体の奥からほぐされているような、今まで味わったことのない快感を味わうでしょう。

2 全10回で完了する

ロルフィングは全10回で、体中のさまざまな筋肉や筋膜にアプローチするように組み立てられています（それまでの体の使い方によっては最大12回になることもある）。全10回の基本セッションを受けたら、次にもう一度、10回のロルフィングを受けるのは早くて数年後、あるいは一〇年後、数十年後でいいといわれています。

3 その人に合ったワークを行なう

後述するように10回のロルフィング・セッションはあるテーマに従って構成されています。しかし、人の体はさまざまで同じものはありません。ですからその具体的な方法は受け手の体によって変わるオーダーメイドの施術です。

体探求への旅のマップ
――ロルフィングの10ステップ

全身には膨大な量の筋肉があります。ロルフィングではそのほとんどの筋肉にアプローチをするのですが、そのために全10回というステップを設けました。そのステップどおりに従っていけば、体中のかなりの筋肉にアプローチできるという、まるで体探求の旅のマップのようなものです。

その10ステップは図3のような順番になっています。

そして、10のステップは、さらに三つのフェイズ（段階）に分けることができます。最初のフェイズは「表層のフェイズ」で、表層の筋肉を中心に探求するフェイズです。第1セッションでは体全体の表層の筋肉を探求しながら、特に呼吸に注目して、深くてゆったりした呼吸がラクにできるようにしていきます。

また、第2セッションは脚、特に足裏から膝《ひざ》までを探求しつつ、体の土台を築きます。

次の第3セッションでは腕や横腹などの体側《たいそく》を探求しますが、腰にある腰方形筋《ようほうけいきん》を

図3 ロルフィングは10のステップで構成されている

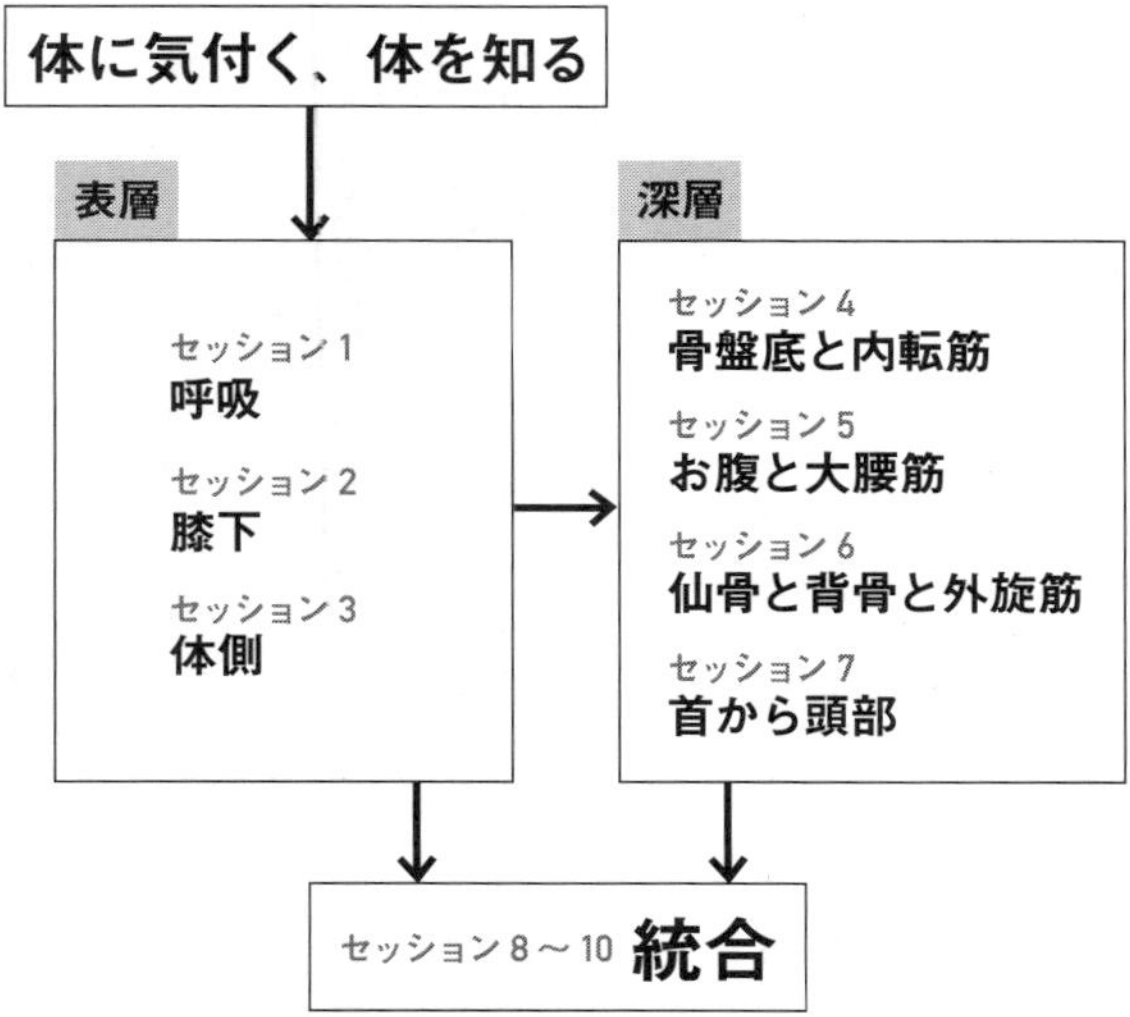

ロルフィングの流れ

10のステップは、さらに三つの段階に分けることができます。まず、セッション1から3が、表層筋を探求する「表層のフェイズ」。次に、セッション4から7が、体の奥にある筋肉を探求する「深層のフェイズ」。最後のセッション8から10が「統合のフェイズ」です。本書でもロルフィングの流れに従いながら、「統合のフェイズ」以外の、セッション1から7を扱います探ることによって、体の奥へもだんだんと入っていきます。

次のフェイズは「深層のフェイズ」で、体の奥にある筋肉を探求していきます。ふだんはなかなか感じることのできない筋肉群です。受ける人もそのアウェアネス（感じる力）を最大限に発揮させながらの探求の旅になります。

「深層のフェイズ」の最初である第4セッションでは骨盤の底部を探求し、そこから脚の内側の筋肉である内転筋《ないてんきん》にアプローチします。

次の第5セッションは体最大の筋肉のひとつである大腰筋《だいようきん》の探求です。大腰筋は上半身と下半身をつなぐ非常に重要な筋肉です。

続く第6セッションと第7セッションは背骨と、その上下を扱います。まず第6セッションでは背骨の下の部分と背骨の下端、すなわち仙骨《せんこつ》とそれに関連するお尻の深層筋を探求し、第7セッションで背骨の上の部分と背骨の上端である、顔や頭部の筋肉を探求します。

この流れに沿って体を探求していくことによって、表層から深奥へと無理なく旅が続けられるように構成されています。そして本書もこの構成に従って書きました。

さて、最後のフェイズは「統合のフェイズ」です。じつはこれだけは文字ではどうにも伝えることができません。というのは、そこで何をするかは、その人がどんな体をしているか、その人の取り戻したいのはどんな状態なのか、そしてその人が日常どんな生活や仕事をしているかによってまったく変わってしまうからです。

ある意味、それこそがロルフィングの真髄だともいえるのですが、これを無理に文字で表わそうとするならば天野敏師《あまのさとし》（大氣拳《たいきけん》）が言われるように韻文《いんぶん》にするしかないでしょう。

というわけで本当に残念ですが、本書では最後の統合のフェイズに関しては扱うことができません。しかし最初のふたつのフェイズで体中のほとんどの筋肉に関しては網羅することになりますので、ご自分の体探求の旅のマップとしてぜひ活用してみてください。

また、この流れを私は東洋の思想である陰陽《いんよう》思想や序破急《じょはきゅう》の思想との関連で説明をすることが多いのですが、それは別の機会に譲りましょう。

本書で一週間！ 毎日リセット

さて、ロルフィング全セッションの中から統合のセッションを除いたステップは7ステップです。一日1ステップずつ行なうと一週間で1サイクルを終わらせることができます。しかし毎日ロルフィングを受けるのは大変ですし、無理です。私は「朝日《あさひ》カルチャーセンター」などでも講座を持っていますが、毎日仕事帰りのちょっとの時間で体を見つめ直し、リセットできる、そんな教室があるといいな、と思いました。

テーマごとに体の各パートを見つめ直してリセットしていきながら一週間を過ごすと、毎日が生まれ変わったような、新たな気持ちで過ごすことができます。そんな講座ができないかと考えたのです。そして、さらに教室にも通わずに、自分だけでもできるようになるといいな、と思って生まれたのが本書です。

むろん実際にロルフィングを受けるように、すべての筋肉にアプローチすることはできません。自分でもアプローチしやすい筋肉、そしてアプローチすると効果的な筋肉を選んで載せました。月曜から金曜までがお仕事で土日が休みという方は54、55ページ図4の順番で行なうといいでしょう。

一日のレッスンの構成

本書ではひとつのステップを1レッスンとしました。1レッスンは次のような構成になっています。

レクチャー

レッスンで扱う体のエリア、パーツについてのお話です。生理学的な話や解剖の話もありますが、最後には実際に自分の体の中の筋肉に触れてみようという「マッスル探検」コーナーも用意しました。

アウェアネス

肩凝りがとても激しい人は、自分が肩が凝っているということにすら気付いていません。体が本当に緊張しているときには、その緊張に気付かないのです。どの部分が緊張しているか、そして何が問題なのかに気付くだけで、その問題が解決することもあります。まずは自分の体に目を向ける、それが「アウェアネス」です。

図4 ロルフィング教室 一週間メニュー

1日目 呼吸をリセット

Lesson 1

日曜日は呼吸をリセットして、元気に生活をしていくエネルギーを蓄《たくわ》えましょう。呼吸は私たちの元気力発電所です。深くて、ゆったりした呼吸を取り戻すと、元気も取り戻すことができます。

2日目 膝下をリセット

Lesson 2

仕事が始まる月曜日は、行動の源《みなもと》となる膝下部分をリセット。ふだんの動作もラクになり、頭もスッキリします。また、背部の筋肉の終着点である足裏をゆるめれば、背部全体がゆるまります。

3日目 腕と腰をリセット

Lesson 3

体の横側、体側部分です。座り続ける仕事でも、立ち続ける仕事でも、たくさん歩くのも腰への負担は大変なものです。またコンピュータは腕や背中を酷使します。早めにリセットしましょう。

4日目

Lesson 4

骨盤と下半身をリセット

週の真ん中の水曜日は、気持ちを落ち着かせるために骨盤と下半身をリセットしましょう。下半身をしっかりと意識することによって気持ちを落ち着け、体の芯もつくっていきます。

5日目

Lesson 5

お腹と大腰筋をリセット

木曜日も週の真ん中、集中が必要となります。ただし、木曜は週の後半に向かって動いています。お腹周辺がリセットされると行動力が出ます。また、腹も据《す》わります。

6日目

Lesson 6

仙骨と背骨をリセット

疲れが溜《た》まった金曜日は、体も心もクタクタです。仙骨と背骨をリセットすると、体の柔軟性を取り戻し、疲れを取ってくれるとともに、副交感神経にも働きかけて心の疲れも取ってくれます。

7日目

Lesson 7

顔をリセット

一週間たくさんの人にさらされてきた顔は、想像以上に緊張しています。顔のリセットは一週間の疲れから体全体を解放し、スッキリ一《いち》からやり直し、という感じになります。

ロルフィングエクササイズ

レッスンのメインはさまざまなエクササイズです。たった七分で体をリセットするためのエクササイズが用意されています（最初のころはもう少し時間がかかるかもしれませんが、慣れれば七分で大丈夫）。

日常生活でロルフィング

日常生活の中でも活用できるエクササイズを紹介します。上手く活用すれば、ちょっとした状況で役に立つ内容をまとめました。

ゆるめるための三つのキーワード

さて、ロルフィングで体をゆるめるための方法として三つのキーワードがあります。レッスンに入る前に確認しましょう。

持続的な圧《あつ》

ロルフィングは指圧やマッサージのように、押したり、揉《も》んだりということはありません。ゆるめたい場所に指や手を置き、そこに静かな、しかししっかりした圧をかけます。そして数十秒から数分、そのままキープします。その「持続的な圧」によって結合組織の中にある「ゆるめる成分（プロテオグリカン）」が働いて、硬くなった組織をゆるめてくれるのです。

サトル・ムーブメント

持続的な圧をかけている間、受け手も協力をすると、さらにその効果は倍増します。その協力とは、ムーブメント、すなわち動きをすることです。ただし、その動きはできるだけ小さく、しかも静かな動き、サトル（微《かす》かな）・ムーブメントです。エクササイズの中でも動きを指示したものがありますが、そのときもサトル・ムーブメントを心がけてください。

イメージ

私たちの筋肉は神経系の命令によって動きます。この不思議な力については前著での「前屈のエクササイズ」で説明しました。神経系に正しく働きかけることによって、より大きな効果が期待できます。そして、その方法のひとつがイメージです。自分の体の中や筋肉をできるだけ鮮明にイメージすること、また筋肉をゆるめるためのさまざまなイメージを使うこと、そういう作業によって、筋肉はさらにゆるんできます。

そこで本書では、自分の体について鮮明なイメージを持ってもらえるように、筋肉などの名前や働き、位置について、できるだけ丁寧《ていねい》にスペースを割《さ》いて説明していきたいと思います。特に重要な筋肉に関しては「マッスル探検」コーナーで扱います。

◆

さあ、これでオリエンテーションは終わりです。ロルフィングエクササイズへの準備は整いました。さっそくレッスンを始めましょう。

Lesson 1

1日目

呼吸をコントロール

深くゆったりした呼吸に

レッスン1では呼吸のリセットをします。

私たちに活力を与え、毎日を楽しく、しかもラクに送るためには深くてゆったりした呼吸が基本です。

ふだんは無意識に行なっている呼吸がどんな筋肉によって行なわれているか、その筋肉をどう使うともっと深い呼吸ができるのかを見てみましょう。

ここでは
呼吸をコントロールして
上半身をゆるめます

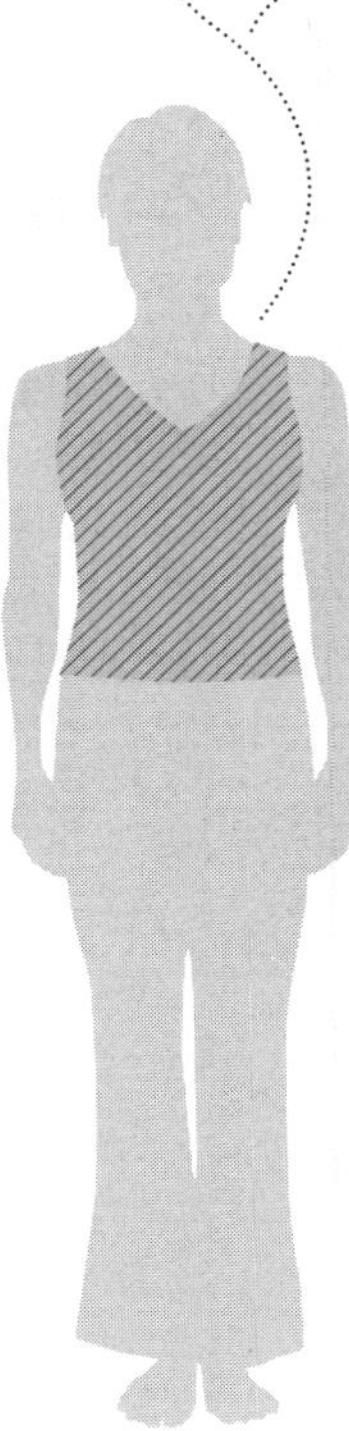

レクチャー　このレッスンを始める前に

呼吸で体をゆるませる

元気力発電所としての呼吸

さて、最初のレッスンは呼吸のリセットです。

呼吸がリセットされると、体や心にわだかまっているモヤモヤが解消されて、元気が湧《わ》いてきます。

呼吸は、私たちの生命を維持し、そして元気を与えてくれます。酸素を取り入れて、二酸化炭素を排出するという働きを絶えず行なうことによって私たちの生命を常に活性化しています。ですから、酸素をたくさん取り入れることのできる深くてゆったりした呼吸ができるようになると、毎日の生活にたくさんの活力やエネルギーが与えられるようになります。

呼吸は、体内の「元気力発電所」だといえるでしょう。

呼吸によって筋肉もゆるむ

また、呼吸には筋肉をゆるませる働きもあります。

筋肉がゆるむメカニズムはじつはあまり解明されていない、というのが正直な話です。しかし、どうもそれには、酸素の働きと神経システムの働きが関与しているのではないかと考えられています。

寝不足で呼吸が浅くなっていたりすると、筋肉は緊張して、足などがつりやすくなります。そういうときに深呼吸をして酸素を補給すると、筋肉がゆるみます。これは酸素によって血流がよくなるために、筋肉がゆるむといわれています（が、本当のところはわかっていません）。

また、深くてゆったりとした呼吸は、リラックスの神経である副交感神経に働きかけます。副交感神経の働きによって筋肉がゆるんで前屈がしやすくなるというのは前著でも述べましたが、深い呼吸は副交感神経を活性化させて、筋肉はゆるむのです。

いま体のどこかに緊張を感じている人は、そこに向けてゆったりとした大きな呼吸を何度かしてみてください。その箇所がゆるんでくるのを感じると思います。

呼吸は元気力発電所であるだけでなく、ゆったりリラックスする効果も持っています。

呼吸は大きな循環活動

呼吸で大事なのは酸素を取り入れることだけではありません。私たちの吐き出す二酸化炭素も大切です。二酸化炭素は植物を発育させ、そしてその植物が発した酸素をまた私たちが受け取ります。

その循環活動をしっかりとイメージすると、呼吸というひとつの活動をするだけで、私たちは人間社会だけでなく、地球そのものとつながっていることを感じられるでしょう。地球という生命体の大きな呼吸の真ん中に、今しているこの私の呼吸が存在しているのです。

呼吸のメカニズム

さて、元気力発電所の主要メカニズムは肺です。呼吸は肺によって行なわれます。しかし肺は心臓などと違って、それ自体で膨《ふく》らんだり縮んだりすることはできません。肺を動かすポンプが必要です。そのポンプの役割をするのが肺を包むカゴ（胸郭《きょうかく》）の周辺についている筋肉群です。これらは呼吸筋と呼ばれる筋肉群ですが、これらの筋肉群が伸びたり、縮んだりすることによって、胸郭が大きくなったり、小さくなったりします。そしてそれがポンプの役割を果たして、呼吸が行なわれるのです。

これらの筋肉は、じつはほとんどが深層にある筋肉です。ロルフィングでいえば第5セッション以降に扱う筋肉がほとんどです。しかし、それらの筋肉の周囲には表層の筋肉がついています。それら表層筋が硬いと、まるで鎧《よろい》のように体を固めてしまうので、呼吸筋も自由に動けず、したがって呼吸も浅くなってしまうのです。

呼吸筋で最も大切な筋肉は横隔膜《おうかくまく》です。横隔膜は肋骨《ろっこつ》の下についている筋肉です。横隔膜を効果的に使う呼吸にはさまざまなものがあります。本レッスンで、基本的な横隔膜呼吸を練習し、レッスン4では骨盤の横隔膜と連動する呼吸法を学びます。

呼吸に影響を与える筋肉は、胸や背中や、そして首などについています。ですから、肩が凝っていたり、背中が凝っていたりすると呼吸も浅くなってしまい、元気力発電がうまくいかなくなり、元気がなくなってしまいます。

元気がなくなると、肩凝りがさらにきつくなったりもします。肩が凝ると呼吸が浅くなり、呼吸が浅くなると元気がなくなり、元気がなくなるとまた肩が凝り、肩が凝るとさらに呼吸が浅くなり、さらにはこれに筋肉の緊張が重なり、と何ともすごい悪循環に陥《おちい》ってしまうのです。

呼吸のリセットはとても大切なのです。

姿勢によって変わる呼吸

そんなに大切な呼吸ですが、しかし現代人の私たちを取り巻く環境には、呼吸が浅くなるようなさまざまな要因がひしめいています。

まずは仕事環境です。コンピュータを使っていると、知らず知らずのうちにディスプレイに顔が近づき、73ページの写真右のような姿勢になりがちです。写真左の姿勢と写真右の姿勢をとって、実際に呼吸をしてその違いを比べてみてください。ふだんの私たちの姿勢が、何とも浅い呼吸しかできていないことがわかるでしょう。詳しくはアウェアネスで見ていきます。

人間関係でも浅くなる呼吸

また現代社会の人間関係も呼吸を浅くさせる原因のひとつになっています。「あの人といると息がつまる」という言い方をしますが、一緒にいるだけで、本当に何となく息がつまってしまうという人がいます。

これは比喩《ひゆ》ではありません。実際にイヤな人と一緒にいると呼吸が浅くなったり、下手《へた》をすると呼吸が止まって気絶してしまうことすらあります。対人関係は呼吸に大きな影響を与えるのです。

呼吸が浅くなると、肩や首の筋肉が緊張し、肩凝りや首凝り、背中の凝りになります。「あの人といると肩が凝るわぁ」などとも言います。息がつまる人と一緒にいると、呼吸が浅くなり、肩凝りなどにも悩まされます。

他人の呼吸は伝染する

また呼吸は伝染します。

早口のセールスマンにまくし立てられているとき、ちょっと自分の呼吸に注目してみてください。とても浅くなっているか、あるいは止まっているときすらあるのを感じるでしょう。早口の彼の浅い呼吸があなたに伝染してしまったのです。

しかし、それは相手の思う壺《つぼ》。呼吸が浅くなると脳にいく酸素も少なくなり、思考能力も鈍ります。そして、さほど欲しくないものまでも買ってしまう、なんてことになる可能性があります。

早口の人にまくしたてられていて自分の呼吸が浅くなってしまっていると気付いたとき、あるいは息がつまる人と一緒にいなければならないとき、ちょっと席を外して表《おもて》に出るかトイレにでも行って、78ページの「腕回し呼吸」や82ページの「ストロー呼吸」をして呼吸を深くしてみてください。気分が変わりますよ。

1日目 ここまでのまとめ 体探求 Q&A

Q.1 息を吸うと胸が膨《ふく》らむのは、肺に空気が入るからだ。◯か×？

A ×。空気が入るからではなく、胸郭《きょうかく》やその中の肺が膨らむのが先で、空気は自然に出入りします。まず息を吐くところからみていきましょう。肺が入っているカゴのような胸郭を呼吸筋がぎゅっと緊張して狭めます。すると肺も縮むので、ポンプで押し出されるように空気は押し出されます。今度は呼吸筋がゆるまると肺は膨らみ、その中に空気が入っていきます。ちなみにふつうの呼吸では吸うときに横隔膜《おうかくまく》が使われ、吐くときには何の筋肉も使われません。

Q.2 呼吸は伝染する。◯か×？

A ◯。呼吸、特に浅くて速い呼吸は伝染しやすいので注意が必要です。私たちの筋肉は脳神経システムによって動いています。まくし立てるような早口の人や不安を抱えている人と一緒にいると、その感情がこちらにうつり、呼吸も伝染します。逆にゆったりした呼吸の人と一緒にいると、その呼吸もうつります。ただ、ふだんの呼吸が浅い人が、深い呼吸の人と会うと急激な変化についていけずに、不安になったり怒りを感じたりすることもあります。

Q.3 息を吸うと横隔膜が上がり、吐くと下がる。◯か×？

A ×。逆で息を吸うと横隔膜が下がり、吐くと上がります。これは反対にイメージしている人が多いようです。

マッスル探検

呼吸を浅くしてしまうふたつの胸の筋肉

呼吸に関する筋肉はたくさんありますが、今回は胸の筋肉である大胸筋《だいきょうきん》と小胸筋《しょうきょうきん》を探検します。大胸筋は胸を覆う大きな筋肉で、いわゆる胸板を作ります。小胸筋はその下の層に隠れている、小さいけれど重要な筋肉です。

じつはこのふたつ、正確にいえば呼吸筋ではありません。しかし、緊張していると呼吸が浅くなりやすく、呼吸には大切な筋肉です。特に深層筋である小胸筋は、呼吸だけでなく、猫背をつくったり胸を狭めたりします。

図5

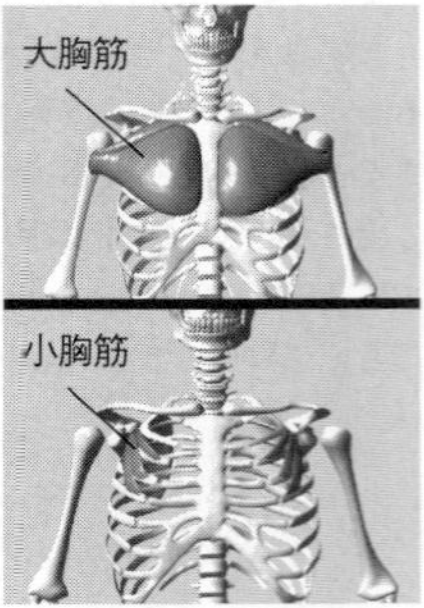

上：大胸筋は腕の骨から、鎖骨、胸骨（ネクタイの位置にある）、肋骨《ろっこつ》と分かれて伸びる

下：小胸筋は肋骨から始まって、肩甲骨の前側の突起（烏口突起《うこうとつき》）で終わる

大胸筋に触れてみる

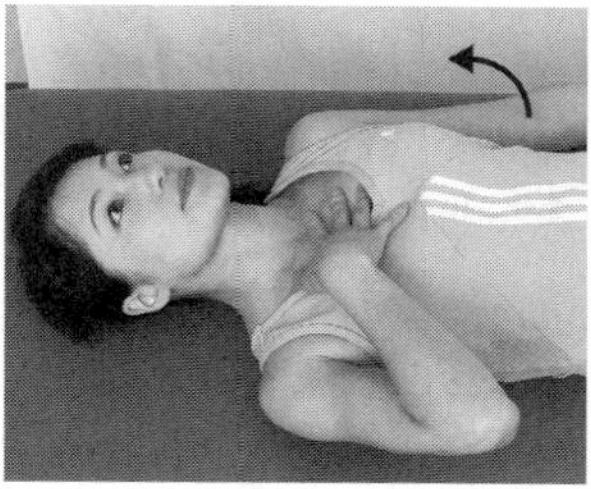

胸骨から外側に触れていく。そこにある大きな筋肉が大胸筋。筋肉を見つけたら筋肉側の腕（写真では左腕）を、肩を支点にして天井に向けて上げたり、下ろしたりしてみよう。また腕を立てるように肘《ひじ》を曲げ、肘から先を体のほうに倒したり、反対側に倒したりすると大胸筋の動きがわかる

小胸筋に触れてみる

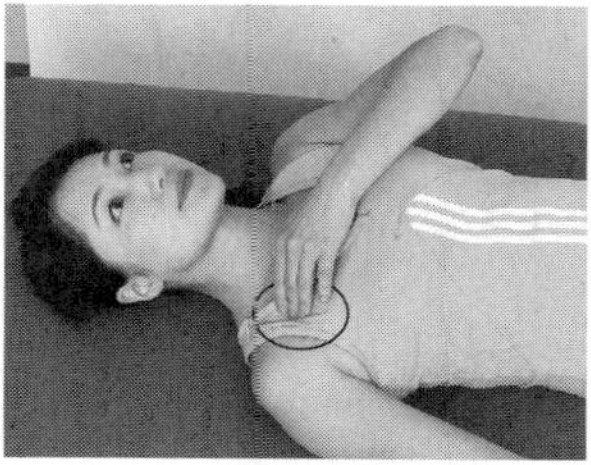

鎖骨と胸骨の境に触れて、胸骨から肩先に向けて触っていく。2/3くらい進んだところにくぼみがあるので、そこにゆっくり指を沈めると筋肉を感じる。そうしたらその指先に向けて、息を吸い込むつもりで深呼吸をすると小胸筋が硬くなるのがわかる

ステップ1 アウェアネス

あなたの呼吸は、深い？浅い？

呼吸は、意識をするだけで変化する

呼吸をつかさどる呼吸筋は不思議な筋肉です。筋肉には、自分で意識して動かせる随意筋《ずいいきん》と、自分ではコントロールできない不随意筋とがあります。運動に関するほとんどの筋肉は随意筋で、心臓の筋肉のようなものは不随意筋です。

心臓を止めて、と言われてもできませんが、呼吸は止められます。ですから呼吸筋も随意筋なのですが、たとえば睡眠時のように意識がなくなった状態でも呼吸筋は働き続け、呼吸は続きます。呼吸筋は随意筋でありながら、しかし意識からも自由であるという、すごい筋肉なのです。

ですから私たちは呼吸を無意識ですることができます。しかし、これは言い換えればなかなか意識をする機会がないということです。だからこそアウェアネス、すなわち意識して気付くことが大切になってきます。ふだんは無意識で行なっている呼吸をしっかりと意識して、その働きに気付くだけであなたの呼吸は格段に変化をします。
そしてふだんから呼吸の働きに気付くようにしていると、今まであまり使ってこなかったさまざまな感覚が研《と》ぎ澄まされるようになります。

今何となく居心地が悪いけれども、それがどこから来るのか。自分の呼吸に聞いてみると答えが出てきます。また、今目の前にいる人の話は何となく変だ、でもうまく反論ができない。本当は自分が変なのだろうか、それともやはり相手が変なのか。また、体の不調がどこから来るのか、今自分の体のどこに問題がありそうなのか。それもあなたの呼吸が教えてくれます。

体だけでなく心も同じです。そんなの自分の心身だから自分でわかって当たり前なんて思わないでください。自分だからこそわからないということもたくさんあります。

呼吸に意識を向けるクセをつけておくと、呼吸が自分の心身の探査機になって、探ってくれます。

禅でも武道でも、そして能でも、すべて呼吸が基本であり、そして呼吸がすべてなのです。

呼吸
アウェアネス
1

呼吸のサイクルを計ってみる

あなたは１分間に何回の呼吸をしていますか。
ふだんの自分の呼吸のサイクルを
知っておきましょう。

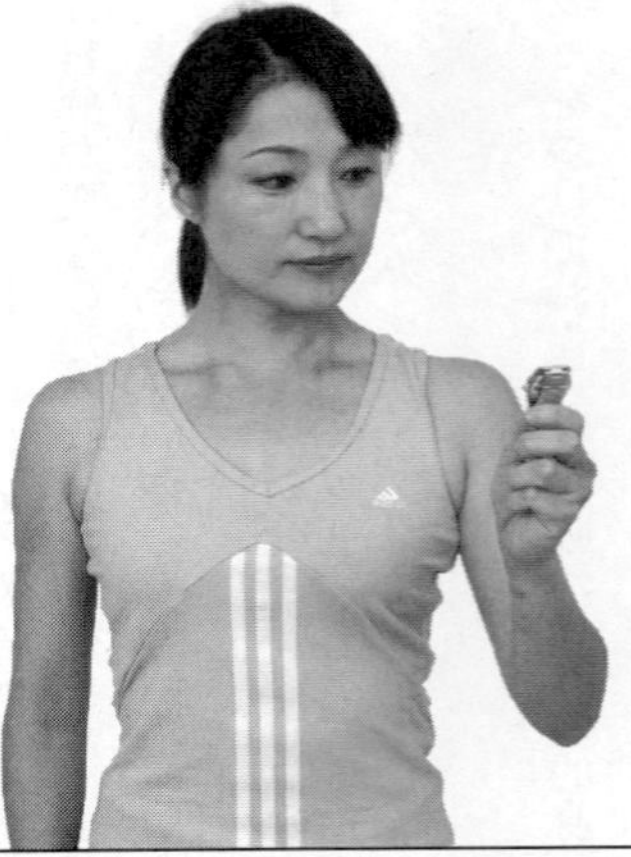

自分の呼吸のサイクルを知っておこう。吐く、吸うを「1」として１分間に何回の呼吸をしているだろうか。緊張するような場面があったらそこでまた計測。それは状況によってどのように変わるだろうか。エクササイズを続けてどのように変化するだろうか。自分のことを知っておくことは大切だ。呼吸が速くなってきたな、と感じたら、後述のストロー呼吸エクササイズなどをして呼吸をコントロールしよう

呼吸
アウェアネス
2

姿勢の違いで呼吸の深さは変わる？

姿勢が悪いと呼吸も浅くなります。さまざまな姿勢をして、呼吸との関係を感じてみましょう。

良い姿勢で呼吸　　悪い姿勢で呼吸

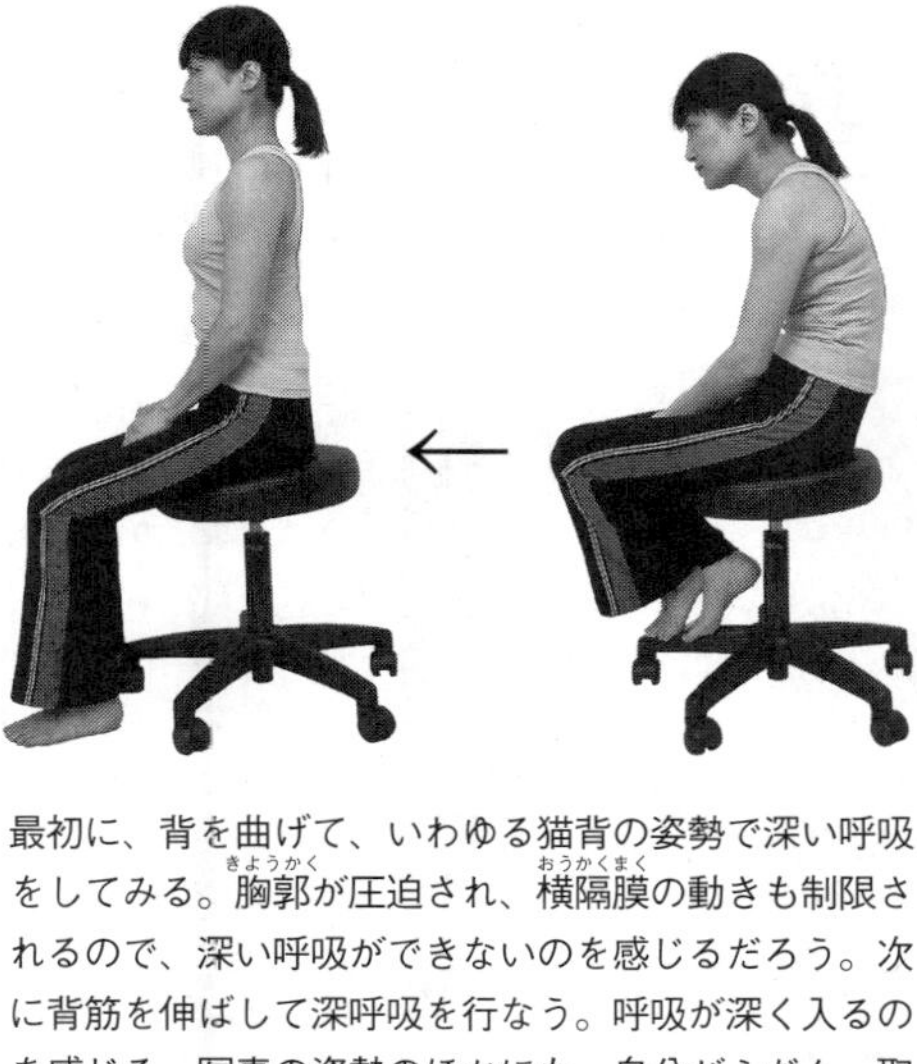

最初に、背を曲げて、いわゆる猫背の姿勢で深い呼吸をしてみる。胸郭《きょうかく》が圧迫され、横隔膜《おうかくまく》の動きも制限されるので、深い呼吸ができないのを感じるだろう。次に背筋を伸ばして深呼吸を行なう。呼吸が深く入るのを感じる。写真の姿勢のほかにも、自分がふだん、取りがちな姿勢があったら、その姿勢で呼吸がどのように変化するかを感じてみよう。また、日常の生活で自分の姿勢をチェックして、その姿勢で呼吸がどのようになっているかも感じてみよう

呼吸
アウェアネス
3

背中に呼吸を入れてみる

呼吸は背中にも入っています。呼吸をすると背中が膨《ふく》れるのを感じてみましょう。

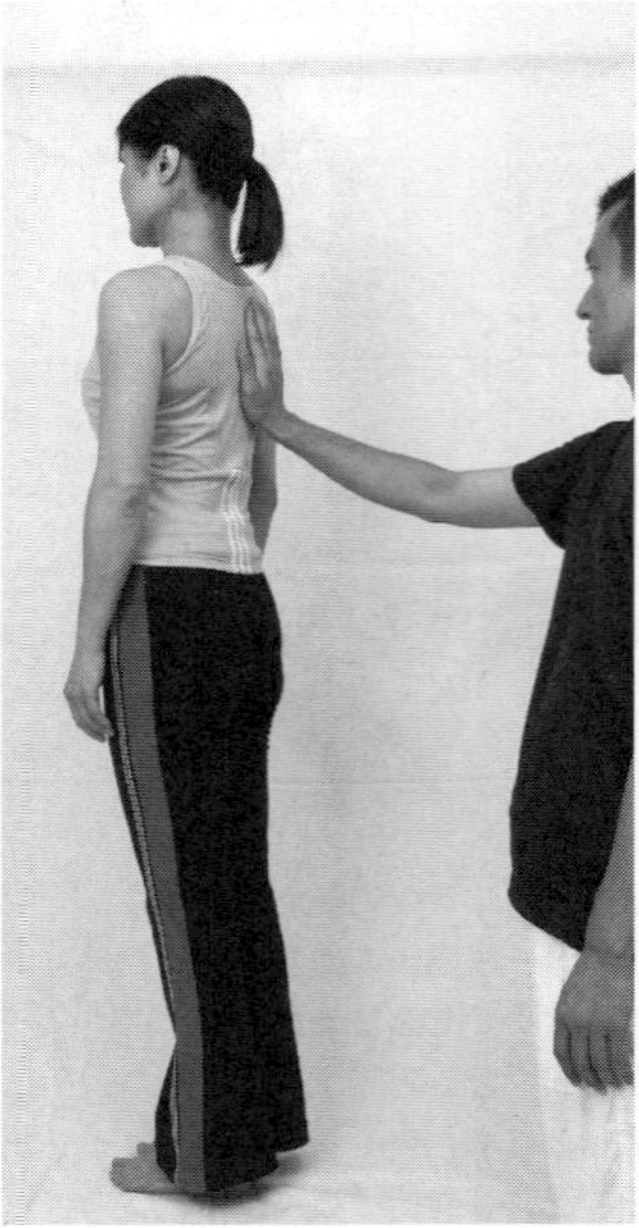

背中に呼吸が入るのを感じる。最初は難しいので、誰かに背中に触れてもらうといいだろう。肩甲骨《けんこうこつ》と肩甲骨の間くらいに手のひらを置く。なるべく広い面積がいい。はじめは呼吸が背中に入っていない、という人も、背中に触れてもらい、そこをめがけて呼吸を入れるようにすると、だんだん入ってくるのを感じるようになる。手を移動してもらいながら、そこをめがけて息を入れていくと、背中じゅうに呼吸が入っていくのがわかる

呼吸
アウェアネス
4

体の横に呼吸を入れてみる

呼吸によって胸郭が横に広がるのを感じます。
それを感じていると、さらに胸郭は広がり
呼吸も深くなります。

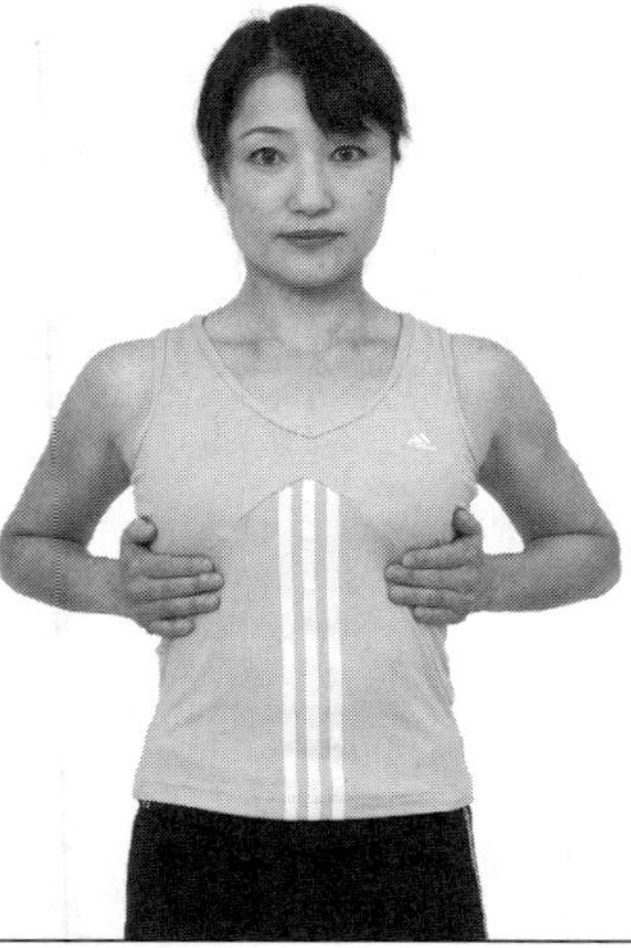

肋骨《ろっこつ》を横から押さえるようにして手を添える。あまり強くなく、しかし軽すぎもなく。大きな卵を包み込むようなつもりで。呼吸につれて胸郭が横に広がり、また縮むのを意識しながら、深い呼吸を続けていると、手に胸郭の動きを感じるだろう。繰り返していると、その動きはだんだん大きくなり、呼吸も深くなる。何度か行ない、慣れてきたら、今度は手を触れずに胸郭の横の動きを感じてみよう

ステップ2　ロルフィングエクササイズ

呼吸を使うロルフィング

「背中呼吸」で後ろに呼吸が入る感覚をつかむ

ロルフィングエクササイズ1

呼吸が前（胸）だけでなく、後ろ（背中）や横にも入る感覚はアウェアネスのセッションで体験していただけましたか。

特に後ろに入る感覚は、深い呼吸のためにはとても大切なのですが、しかしなかなかつかみにくい感覚でもあります。またアウェアネス・セッションでは補助の人に手伝ってもらったので、ひとりになるとせっかく得た感覚もすぐに忘れてしまいます。

そこでここでは、ひとりでベッドでできるエクササイズを紹介しましょう。

ただ背中をベッドにつけて横になって呼吸をする、たったそれだけの簡単なエクササイズです。しかし、とても効果的なエクササイズで、やみつきになる人もいます。柔らかすぎるベッドに寝ている人は、床の上にそのまま横になって行なうか、あるいはヨガ・マットのようなものを敷いてもいいでしょう。

ロルフィング
エクササイズ
1

背中呼吸

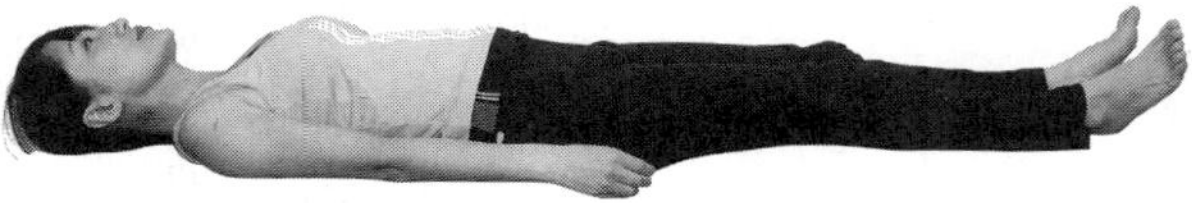

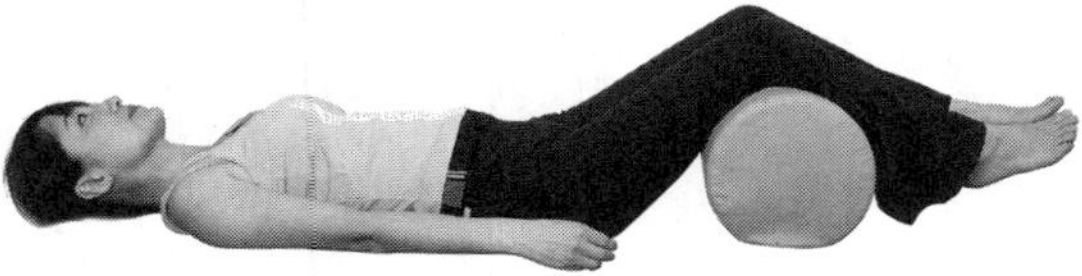

背中に呼吸が入っているのを感じるのは、仰向《あおむ》けでもできる。ふつうに仰向けに寝て、深呼吸をする。背中が床を押し付けているのを感じるだろう。それを感じたら、背中をめがけて息を入れてみよう。床を押し付ける感じが強くなり、より大きな呼吸が入るようになる。腰に不安のある人は、膝《ひざ》の下に枕などを入れると、腰への負担が軽くなる（写真下）

ロルフィング エクササイズ2

「腕回し呼吸」で胸の筋肉をゆるめる

マッスル探検で大胸筋《だいきょうきん》と小胸筋《しょうきょうきん》に触れてみました。このふたつの筋肉が硬くなっていると、呼吸も制限されてしまいます。

ロルフィングでは、手技《しゅぎ》を使ってこれらの筋肉をゆるめますが、呼吸を意識して腕回しをすると、自分でもゆるめることができます。

前に向かって内回しを10回、次に後ろ方向へ15回の腕回しをしたあと深呼吸をしてみてください。する前に比べて格段に深い呼吸になっているのを感じるはずです。

上手に行なうコツは三つ。

ひとつは腕を回すときには肘《ひじ》を意識して回すようにすること、もうひとつは肩を上げないようにして行なうこと。そして最後はイメージです。

腕の付け根が肺をマッサージしているようなイメージを持ちながら行なうと、より効果的です。

※順番を間違えないように。最初は内側へ回します。そのあと外側へ回します。

ロルフィング
エクササイズ
2

腕回し呼吸

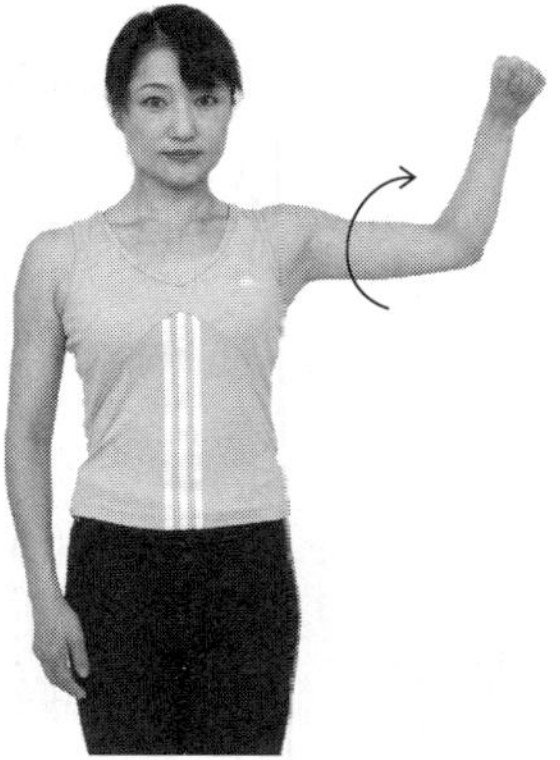

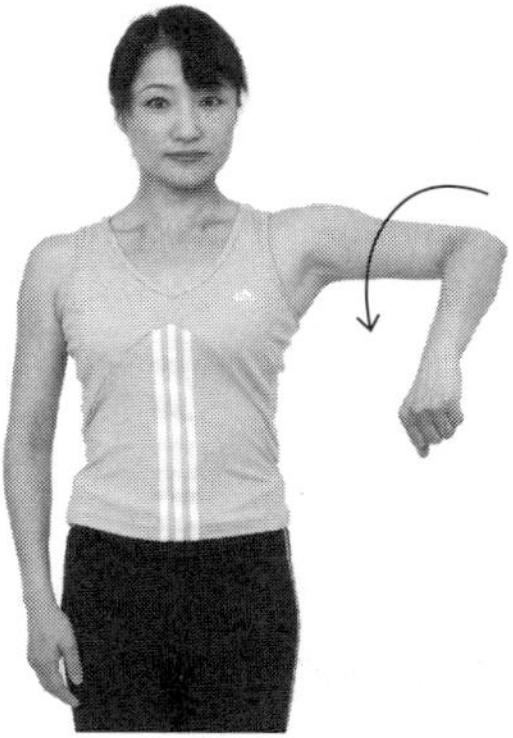

外回し

次は内から外への外回し。これも肩が上がらないように注意して行なう。肺をマッサージしているイメージを忘れずに。これを15回行なったら深呼吸をしてみよう。腕回しをしたほうの肺に、より多くの息が入るのを感じるだろう。それを確認したら反対側も行なう

内回し

腕が肺をマッサージするようなイメージで腕を回す。最初は外から内へ回す内回し。肩が上がらないようにして肘から回す。10回行なう

ロルフィング
エクササイズ3

「横隔膜呼吸《おうかくまく》」で深い呼吸を手に入れる

横隔膜は呼吸筋の中でも最も重要なもののひとつです。ワークショップなどを行なうと、横隔膜の存在はみなさん知っていますが、その動きを誤解している人が多いことに気付きます。

手のひらを横隔膜の代わりに使って、呼吸と横隔膜の動きを体感しましょう。最初は動きが反対のように感じられるかもしれませんね。

図6

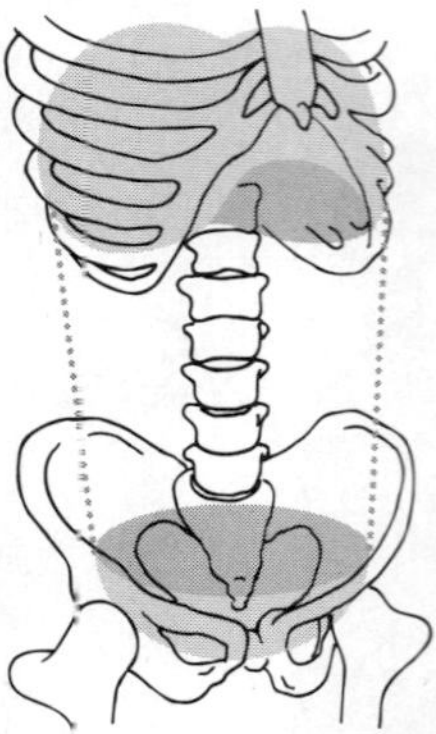

横隔膜は肋骨《ろっこつ》の下部についている肺とほかの内臓とを隔《へだ》てる膜。上下することにより肺の体積が変わり、呼吸が行なわれる(下は骨盤底隔膜《こつばんていかくまく》。レッスン4参照)

ロルフィング
エクササイズ
3

横隔膜呼吸

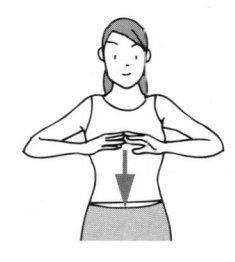

1 手のひらで、横隔膜をイメージする

横隔膜をイメージするために手のひらを使う。手のひらを下に向け、それを横隔膜だとイメージする

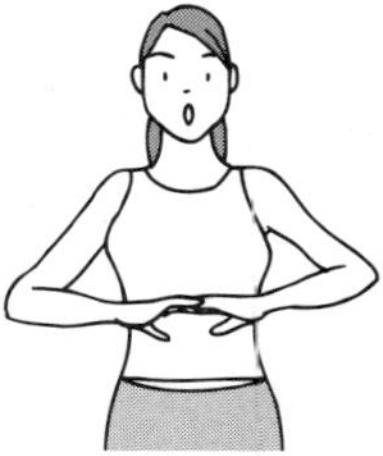

2 息を吸うと横隔膜が下がる

息を吸うと横隔膜が下がり、お腹《なか》がちょっと膨《ふく》らむ。息を吸うのに合わせて手も下げて、横隔膜の上にある肺が膨らみ、下にある内臓を押し出すイメージを持つ

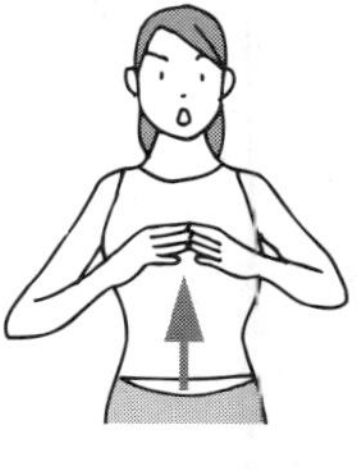

3 横隔膜が上がるイメージで、息を吐く

その反動で横隔膜が上がると肺が小さくなり、息が吐かれる。手もその動きに合わせて上に上げる。これらの動きを繰り返す

ロルフィング
エクササイズ4

「ストロー呼吸」は緊張もほぐす

緊張しているときなどに、よく「深呼吸をしなさい」と言われます。でも、そんなときに深呼吸をしようとしても、浅い呼吸しかできないのがふつうです。そういう人にお勧めなのがこの「ストロー呼吸」です。

ストロー呼吸は「呼気（吐く息）」をコントロールすることによって、強制的に深い呼吸をできるようにしてしまおうという呼吸法です。深呼吸というと私たちは「吸って」→「吐く」という順番で覚えています。が、「呼吸」という言葉を見てみると「呼（吐く）」が先で「吸う」があとです。また、生まれたばかりの赤ちゃんはオギャーと息を吐き、死ぬときは息を「引き取り（吸う）」ます。呼吸をコントロールしようと思ったら、まずは呼気（吐く息）をコントロールすることこそ本道です。

最初は左ページのようにストローを使って練習をしてください。三日続けたら、今度はストローを使わず、しかしストローを使っているように口をすぼめて同じエクササイズをします。するとストローを使ったのと同じ効果が得られるようになります。

そうしたらシメタもの。深い呼吸ができるようになります。

ロルフィング
エクササイズ
4

ストロー呼吸

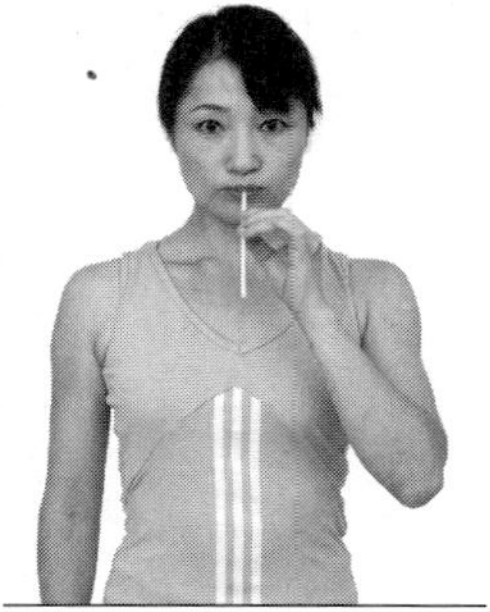

ストローで息を吐く

ストローを使ってふーっとゆっくり息を吐く。口をすぼめて息を吐くが、呼吸自体はふつうの呼吸で。深呼吸をする必要はない

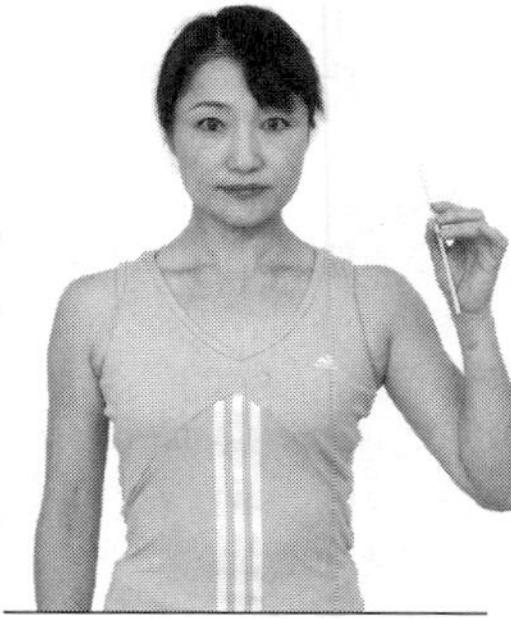

鼻から息を吸う

吸うときは、ストローを外し鼻から吸う。これもふつうで。鼻呼吸が苦しい人は口からでもいい。吐く、吸うのストロー呼吸を5分間(最初は3分間でも)続ける。終わったら深呼吸でチェック。最初よりも深い呼吸ができるようになっているはずだ。慣れてきたらストローを使わなくてもできるようになる

日常生活でロルフィング

呼吸で心身リラックス

相手のペースに巻き込まれないための秘策

やけに早口の人と話をしていると、いつの間にか相手のペースに巻き込まれてしまうことがある。そんなときは、途中「ちょっと失礼」と席を外し、できれば表に出て自分の呼吸を計ってみよう。いつもより呼吸が速く、浅くなっているはず。「ストロー呼吸」や「腕回し呼吸」をして、呼吸を戻そう。表に出られなかったら、トイレでもOK。

呼吸探査機で体をゆるめる

電車のイスに座っても、立っていても、むろん部屋で寝ていてもOK。ゆったりとした呼吸をする。その呼吸をまず足の裏に入れてみる。足の裏に緊張や凝《こ》りがあったら、うまく呼吸が入らない。息を吐いたら次は足首、そして膝《ひざ》。骨盤底。お腹《なか》、横《おう》隔膜《かくまく》、胸、背中。首、喉《のど》、口の周辺、目、脳の中、頭頂と呼吸を順番に入れてみる。呼吸はあなたの体の緊張をサーチする探査機となって探ってくれるはず。もし緊張があるところが見つかったら、そこに呼吸を何度かゆっくり入れて、そこがゆるむイメージを持つ。今度は呼吸がマッサージマシンに変身して、緊張をゆるめてくれる。

呼吸瞑想法：吐く吸う「数息観（すそくかん）」

座って行なう。ゆったりした呼吸をする。息を吐いて「ひとー」、吸って「つ」、吐いて「ふたー」、吸って「つ」と100まで数える。吐くのをゆっくり、吸うのは軽く。途中で混乱してきたら、もう一度やり直し。自分の呼吸だけに意識を向け続ける。ただし気楽に。これができたら、次は100から始めて1までやってみよう。ちなみに横になってやるとすぐに眠くなるので（特に逆順）、眠れないときの睡眠薬代わりにもどうぞ。

Lesson 2

2日目

疲れない脚をつくる

足裏の緊張と、かかとの歪《ゆが》みを解消

レッスン2では、私たちが立ったり歩いたりするときのベース（基礎）、すなわち膝《ひざ》から下、すねとふくらはぎ、そして足のリセットを学びます。

ふだんから足が疲れて仕方ない人、歩くのが億劫《おっくう》な人。足のさまざまな問題を抱えている人にとっては特に有意義なレッスンになるでしょう。

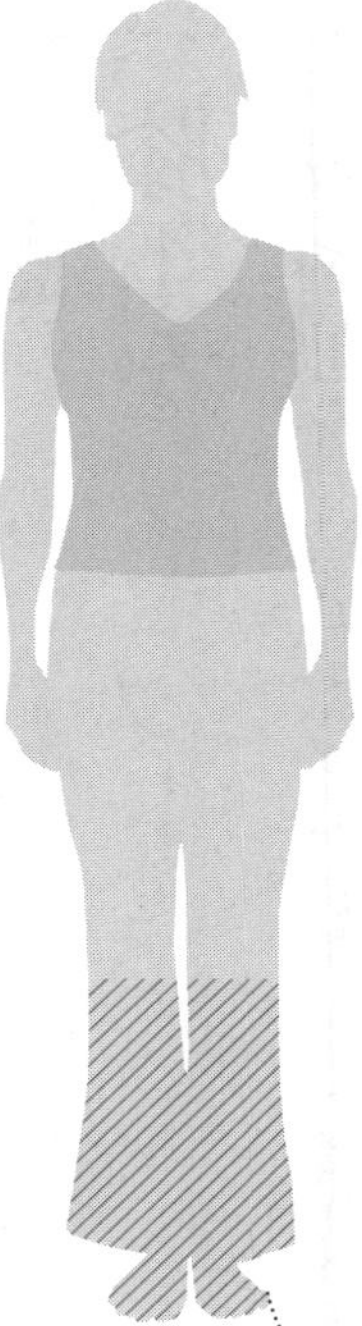

ここでは
膝から下をゆるめます

体の土台、膝下《ひざした》をリセット

足裏がゆるむと腰や肩がラクになる理由

レッスン2は膝から下、すなわち足（フット）と、そしてふくらはぎとその前部のリセットです。

仕事が終わって部屋に戻ると脚が疲れている、特に膝から下が疲れている人はたくさんいます。脚が疲れてくるとやる気も失せてきます。足は立つ、歩くという基本動作の土台となる部分です。そしてふくらはぎは、第2の心臓とも呼ばれ下半身に集まった血液を心臓に戻し脳に送るために大切な働きをします。

膝下部分のリセットは、ふだんの動作もラクにし、そして頭もスッキリさせます。また、筋膜《きんまく》という視点から見ると、足の裏は背部の筋肉の終着点です（始発点は額《ひたい》）。ですから、足の裏が緊張すると、背部にある腰や背中、そして肩、首までも緊張します。換言すれば足の裏をゆるめることによって背部全体をゆるめることができます。

ゴルフボールか、あるいは硬いテニスボールを足の裏で五分から一〇分間ほど転がして前屈をしてみてください。いつもよりも深く曲がることに気付くでしょう。そして、肩も首も何となくスッキリしたのを感じるでしょう。

足のピラミッド構造はすごい

扁平足《へんぺいそく》の人は疲れやすいと昔から言われています。ロルフィング的に言えば、じつはこれには異論があるのですが、それはともかく足の裏の適度なアーチは足の強度と柔軟性とをもたらし、ショックアブソーバーとしての役割を果たします。

アーチ構造は上からの重さを外に逃がし、かつその構造体を強くするという、非常にすぐれた構造です。アーチ構造によってゴシック建築は、ステンドグラスという脆《もろ》い素材を多用しながらも、天にも届かんばかりのあの高さを実現したことは前著に書きました。

私たちの足も、アーチがあるからこそ、この重い体を、ほんの小さな足裏で支えることができるのです。足には図7のように三つのアーチがあります。これらのアーチが機能的に使われていることが大切になります。さらにこの三つのアーチを統括する三角形が存在することによって、足はまるでピラミッドのようなとても安定した構造になっているのです。

たくさんの骨によってつくられている足

このようなアーチをつくっているのは、足にあるたくさんの骨と、そしてじん帯と筋肉です。足の構造は手の構造とそっくりで、たくさんの骨によってつくられています。ただ、手と違うのは、足は常にすごい重さに耐えているために、骨同士がガチガチに固まってしまい、柔軟性がなくなってしまっていることです。これによって足の柔軟性は失われてしまいます。

そこでフットケアの第一歩は、これらの骨同士を分離させることです。ロルフィングでは、袋の中に入れたビー玉やおはじきを、ひとつひとつほぐすように分離させていきます。

図7 足には三つのアーチがある

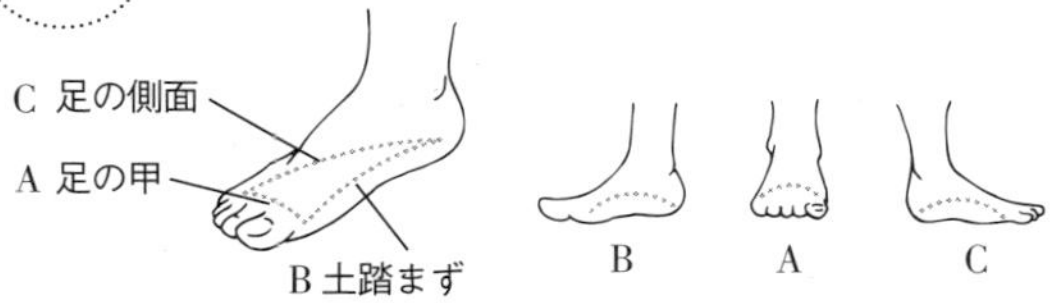

この三つのアーチのおかげで、足は体重を支えられる。アーチがつくる三角形は、ピラミッドのような安定した構造になっている（『ボディワイズ』〈春秋社〉を参考に作図）

図8 かかとの骨は曲がっていない？

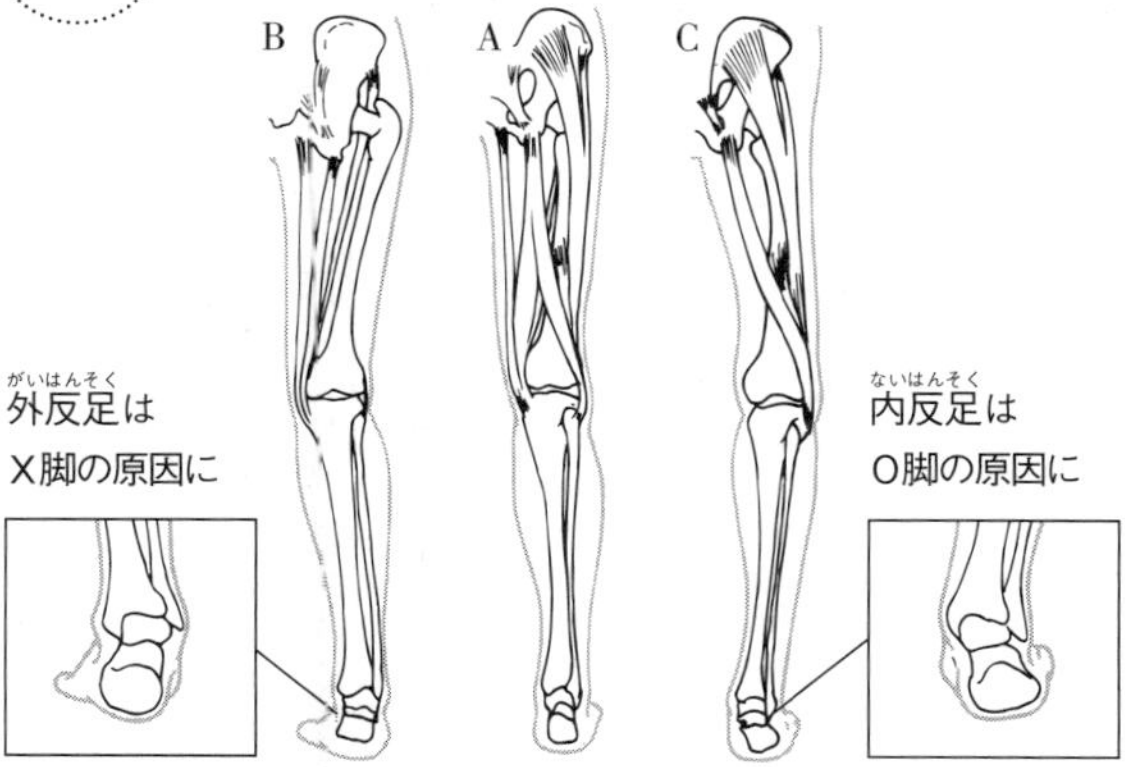

かかとの骨は、脚全体に影響を与える。外反足（B）はX脚を、内反足（C）はO脚を招きやすい（『分冊解剖学アトラスⅠ』〈文光堂〉を参考に作図）

O脚、X脚の原因はかかと

足で特に注目したいのがかかとです。正確に言えばかかとの骨である踵骨《しょうこつ》と、体重を足に伝える距骨《きょこつ》、そしてすねの骨である脛骨《けいこつ》との関係です。

これらが89ページ図8のイラストAのように一直線であればいいのですが、イラストBやイラストCのようになっていると、足裏のアーチが十分にその機能を発揮しなくなり、いわゆる地に足がついた状態を維持することができなくなります。また、これは扁平足やO脚、X脚の原因になります。

特に内反足《ないはんそく》（イラストC）は、O脚の原因になりやすく、足だけでなく、膝や腿《もも》の筋肉などにも影響を与えます。これは、ふくらはぎの筋肉や、すねの筋肉などの麻痺《まひ》によって生じるといわれています。ふくらはぎやすねの筋肉は現代人にとっては非常に疲れやすく、麻痺しやすい筋肉になっているのですが、それについて見てみましょう。

脚の疲れは、どっちから？

膝から下が疲れる人には、ふたつのパターンがあります。

ひとつはすね側が疲れる人。そしてもうひとつは脚の裏側、すなわちふくらはぎの部分が疲れる人です。このふたつは違う筋肉です。

後ろ側は足先を伸ばす筋肉群で、前側は足先を引き上げる筋肉群です。後ろの筋肉の代表は下腿三頭筋《かたいさんとうきん》と呼ばれるヒラメ筋と腓腹筋《ひふくきん》で、前側の代表が前脛骨筋《ぜんけいこつきん》です。

あなたはどちらのほうが疲れるでしょうか。「両方疲れる！」という人もいると思いますが、女性では前側が疲れる人が多いようです。特にヒールの高い靴をはいたあとなどは、前側、すなわち前脛骨筋がパンパンに張っているという訴えをよく聞きます。なぜそうなるのかを考えてみましょう。

爪先歩き？ かかと歩き？

まずその原因の最初は、前述したかかととの骨の問題にあります。多くの人はかかとの骨がどちらかに曲がっています。そうするとふつうの靴をはいても、かかとにしっかり力を加えることができずに、爪先のほうに多くの力がかかるようになります。

かかとをちゃんと使う歩行ならば、足も動いて前後の筋肉をバランスよく使うことができるのですが、爪先歩行ですと、足は常に伸ばされた状態になってしまいます。そうなると前の筋肉、特に前脛骨筋が常に引き伸ばされて麻痺したような状態になっているのです。

そして、前脛骨筋が麻痺するとかかとの骨は図8のイラストCのようになります。そうなると脚はO脚になります。O脚になると、またヒールの高い靴をうまくはけなくなり、さらに爪先に力がかかります。そうなると、またさらに前脛骨筋に負担がかかり……という悪循環になります。さらに、かかとの外反《がいはん》はふくらはぎの筋肉とも関連しますから、ふくらはぎの筋肉も疲れたりするのです。

2日目 ここまでのまとめ
体探求Q&A

Q.1 すねは、何本の骨でできている？

A 2本。そして2本の骨の間には膜が張られています。この膜を外から触《さわ》ることはできませんが、イメージを使ってゆるめることができます。この膜がゆるむと脚の筋肉もゆるんでいき、脚全体がとってもラクになります。

Q.2 足裏のアーチはいくつある？

A 三つあります（89ページ図7）。ふつう、足裏のアーチというと土踏まずを指します。しかし前にあるアーチも足の構造を考える上で非常に重要です。ロルフィングでは前のアーチからアプローチをします。また、土踏まずとちょうど反対側にあるアーチも足にかかるショックを和《やわ》らげ、足裏全体でバランスを取るために、とても大切なアーチです。

Q.3 かかとの骨の矯正手術を子どものときに受けさせる国がある。○か×？

A ○。足首を真横から見ると、逆T字型です。垂直なすねの部分と指がついている前の部分はイメージできやすいのですが、後ろにも骨がついています。それがかかとの骨です（89ページ図8）。このかかとの骨は足（フット）の構造に影響するだけでなく、O脚、X脚にも影響するので、非常に大切な骨です。国によってはかかとの骨の矯正のために、子どものときに手術を受けさせたりもします。

マッスル探検

疲れやすい脚の筋肉、すねとふくらはぎ

今回のマッスル探検は、疲れやすい脚の筋肉を探ってみましょう。すねの前脛《ぜんけい》骨筋《こつきん》とふくらはぎの腓腹筋《ひふくきん》・ヒラメ筋です。

前脛骨筋は足首を曲げ、腓腹筋は足首を伸ばします。腓腹筋は、さらに膝《ひざ》も曲げ、膝下を内側に曲げたりもします。また、足に流れてきた血液を心臓に送り返すポンプのような役割もして第二の心臓などとも呼ばれています。ふだんから何となく疲れを感じる脚の筋肉を優しくいたわってあげましょう。

図9

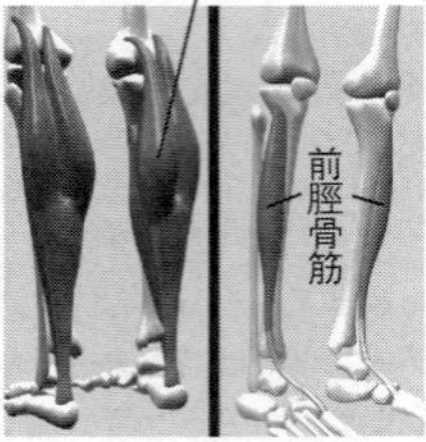

右：前脛骨筋は膝の下の外側から土踏まずの内縁まで伸びている
左：腓腹筋は太腿《もも》の骨の下端の左右両側から伸び、アキレス腱《けん》となり、かかとに付着。ヒラメ筋はその奥にあり、脛骨と腓骨の後面上方からアキレス腱へ

前脛骨筋に触れてみる

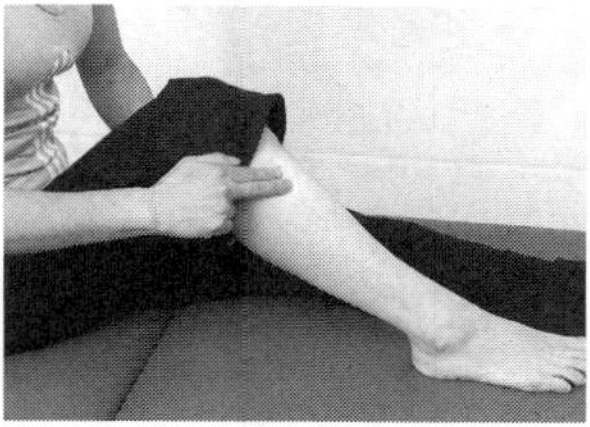

すねの骨の外側に触れると、大きな筋肉の塊《かたまり》がある。これが前脛骨筋。これに触れて、足首を曲げたり、足裏を内側に向けてみよう。筋肉の動きを感じるだろう。そのまま指を下ろし、足裏までつながる筋肉の流れを感じることができるだろうか

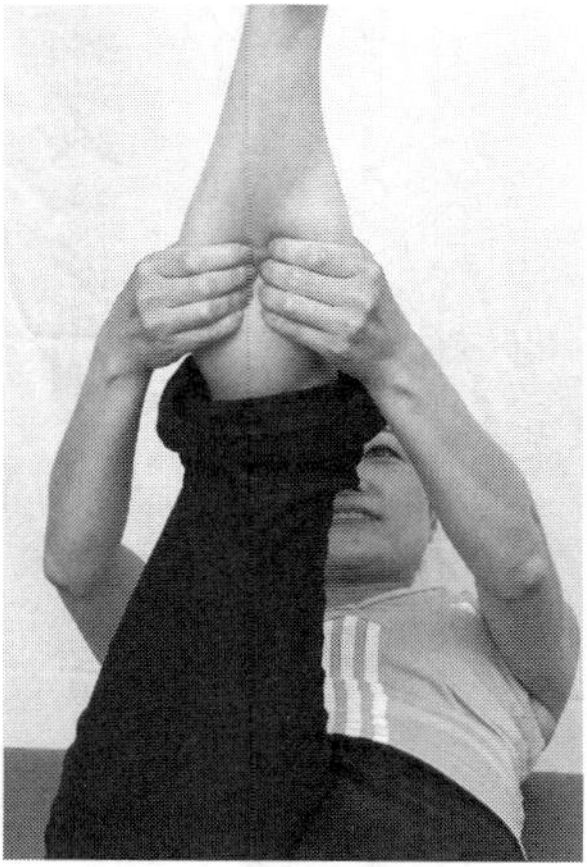

腓腹筋／ヒラメ筋に触れてみる

ふくらはぎを左右に分けるように触れてみよう。膝を伸ばした状態で、足首の曲げ伸ばしをしてみる。表面あたりで動く筋肉が腓腹筋。次に膝を曲げた状態で足首の曲げ伸ばしをしよう。少し深いところで動く筋肉がヒラメ筋。ペアになって行なうほうが触れやすい。触れられるほうは、うつぶせに寝るといい

ステップ1　アウェアネス

かかとと膝でバランス診断

バランス軸を探す

今日のアウェアネスは膝から下を見てみましょう。子どものころから走るのが遅い、大人になってジョギングを始めたけれどもやけに疲れる。そういう人は走っているときの膝の向きをチェックしてみてください。膝が外に向いていたり、内に向いていたりすると、必要以上に疲れてしまいます。膝の向きを意識するだけで、疲労度は大きく減少します。これはジョギングだけでなく、ふだんの歩き方でも同じです。

また、人の足跡は外側や内側に向いています。しかし、たまに膝は外（あるいは内）に向いているのに足跡は真っ直ぐ、という人がいます。これは意識的にか無意識的にか、足首でその調整をしています。ですから、今度は足首にも負担がかかります。さらに注意です。膝から下は、体の土台をつくる重要な要素です。じっくり、ゆっくりチェックしてみてください。

膝下
アウェアネス
1

歩く、走る動作でもチェック

ふだんの歩行や走る動作から自分の足をチェックします。特に膝に注目しましょう。

足跡は、どっち？

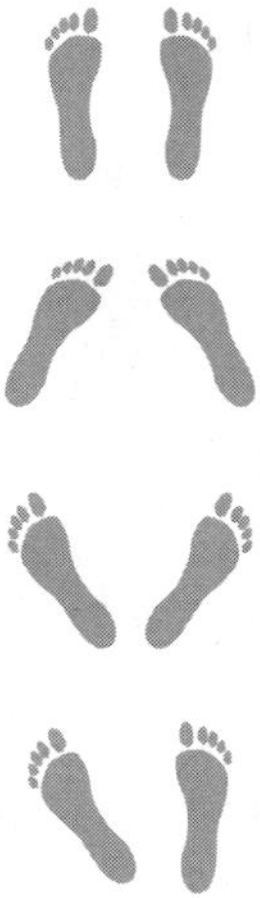

夏の砂浜などで足跡を見てみると、自分の足先がどのように向いているかがよくわかる。足先の向きは、ほんの少し外を向いているのが自然。足先と膝の方向が大きく違っている人は要注意だ

歩くとき、どっち？

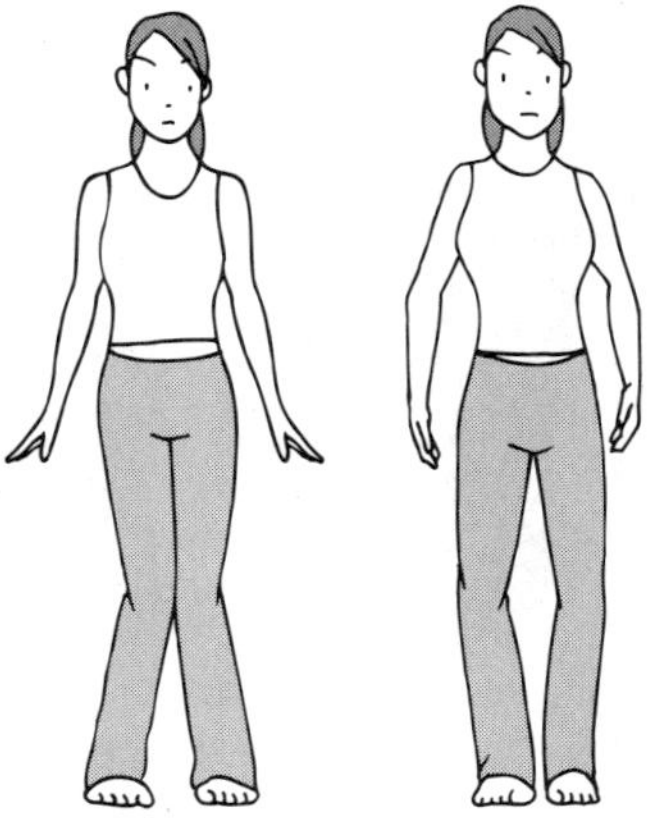

X脚になる？　　O脚になる？

歩いているときや走っているときの膝の向きをチェックしよう。膝が外側を向いている人はO脚気味だし、内側を向いている人はX脚気味。自分だと無意識に修正をしてしまうので、できれば人に頼んでおいて、自分が何気なく歩いているときにチェックしてもらうとより効果的

膝下
アウェアネス
2

中心軸探し

体を前後左右に静かに揺らして、
自分にとっての中心軸を見つけてみましょう。

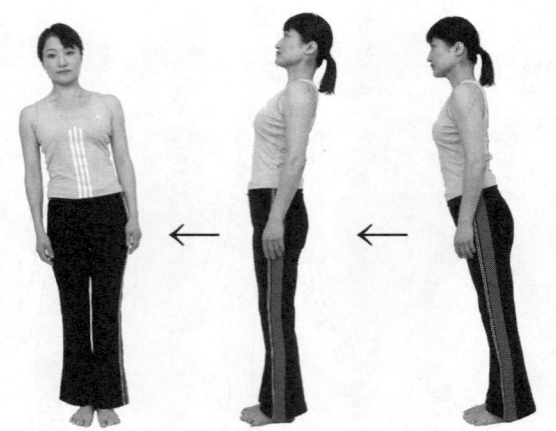

1 前に
傾いてみる

体を前に倒す。体の前面が緊張するのを感じるだろう

2 後ろに
傾いてみる

次に体を後ろに倒す。体の後面が緊張する。前後の動きを何度か行ない、一番ラクな位置を見つけよう。そこがあなたにとっての前後の中心軸

3 横に
傾いてみる

左右にも揺らし、ラクな位置を見つける。そこが左右の中心軸。中心軸が見つかったら、どちらの足に重心がかかっているか、そして足の外側、内側、どちらに重心がかかっているかも見てみよう

膝下
アウェアネス
3

膝を曲げてみる

膝を曲げて、膝頭が内側に入ったり、
外側を向いたりしないかをチェックしましょう。

膝を伸ばすときには、かかとで床を押すつもりで。繰り返していると膝を曲げると膝頭が真っ直ぐ出るようになります

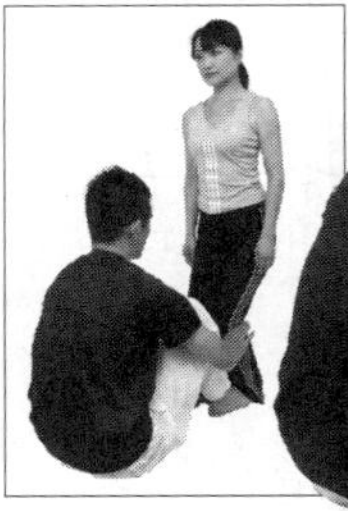

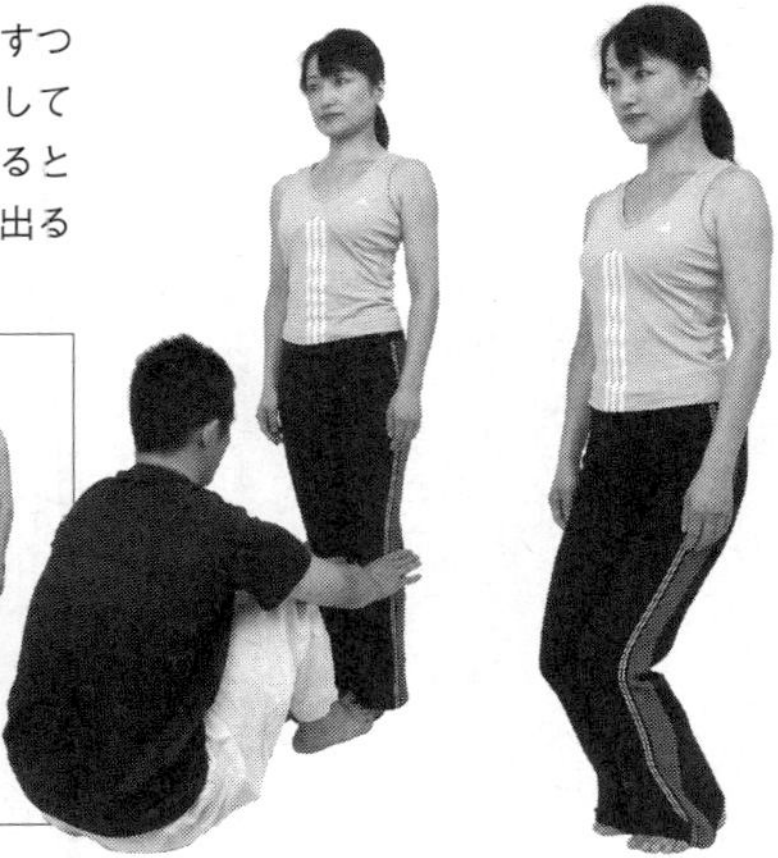

ふたりで調整しよう

立っている人は足先を真っ直ぐ前に向ける。調整をする人は、立っている人の足を自分の足で押さえ、手の親指と人差し指の間で膝のお皿を下から支えるように手を置く。そして膝の曲げ伸ばしをしてもらうのだが、その際に膝が内や外に入る場合は、そうならないように手で補助をする

膝を曲げてチェック

頭の上に水の入ったコップを載せているつもりで、ゆっくりと膝を曲げる。そのときの膝頭の向きをチェック。膝が内側や外側に向いている人も、左の方法で調整することができる

ステップ2　ロルフィングエクササイズ

膝下をゆるめて土台をつくる

ロルフィングエクササイズ5　脚リラックス！「すねの横（骨間膜《こつかんまく》）ゆるめ」

すねの骨は二本あります。膝のすぐ下にある、触ってもわかる骨「脛骨《けいこつ》」。頑丈《がんじょう》な骨です。この骨が太腿《もも》と足をつなぎます。「足が疲れた」というときの前脛骨筋《ぜんけいこつきん》もここについています。もうひとつの骨は腓骨《ひこつ》で、こちらは細くてきゃしゃで、でもその分、弾力がある骨です。骨が二本あることによって、足首の回転が可能になり、ショックアブソーバーの働きをしています。

そしてそのときに大切な役割を果たしているのが、二本の骨の間にある膜です。ロルフィングではこの膜に注目して、それをゆるめます。そうすると自然にすねや腿全体がゆるんできます。とても深層にある膜なので、直接触れることはできません。足をベッド（床）の上に休ませ、腓骨が脛骨からゆっくりと離れ、ベッドの上に落ちていくようにイメージすると、ゆるんでくるのを感じます。呼吸はゆったりと。

ロルフィング
エクササイズ
5

すねの横ゆるめ

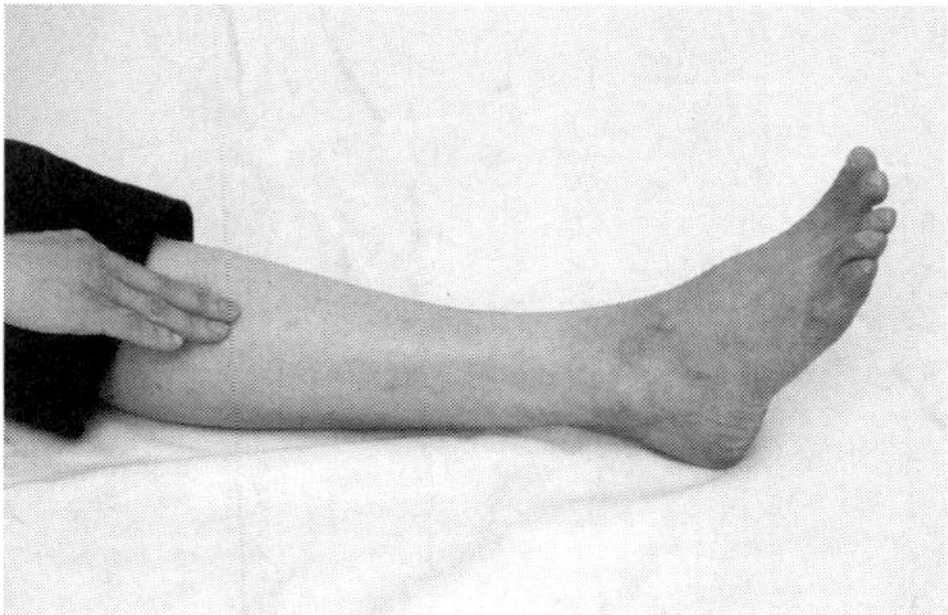

脚を床の上に休める。ゆっくりと腓骨が脛骨から離れて床に落ちていくようなイメージを持つ。そのときに腓骨と脛骨との間にある膜もゆるんで開いていくイメージも持とう。足の指が開いてきて、脚がラクになってくるのを感じるだろう。手の指で腓骨と脛骨の間を触れているとイメージしやすい（94 ページ図 9 の右）

ロルフィング エクササイズ6 「フットマッサージ」で足の感覚を取り戻す

足にはたくさんの骨と筋肉がついています。あなたの全体重を、こんな小さな面積で支えているわけですから大変な労働です。また、リフレクソロジーでは、足の裏には全身の反射区があるという考えでトリートメントをしますし、東洋医学でも足裏にはたくさんのツボがあると考えます。

そんな大切な足ですが、じつはお風呂などで洗うときでも、ほかのパーツほど時間をかけていない人が多いようです。ないがしろにされているのです。ですから多くの人の足はスネています。その疲れを感じないように麻痺《まひ》させるために、足自体をガチガチにしてしまっています。そうすると弾力性がなくなり躓《つまず》きやすくなったりします。

そこで、まずは足をいたわる気持ちで、ゆっくりと足全体をマッサージして、足の感覚を取り戻しましょう。

最初は足の甲から。これは骨を意識します。足という袋に詰め込まれた脆《もろ》いガラス玉ひとつひとつをほぐすつもりでゆっくりと。次に筋肉を意識して足裏をマッサージします。筋肉の繊維一本一本をほぐすつもりで、やはりゆっくりと行ないます。

ロルフィング
エクササイズ
6

フットマッサージ

足の甲をゆるめる

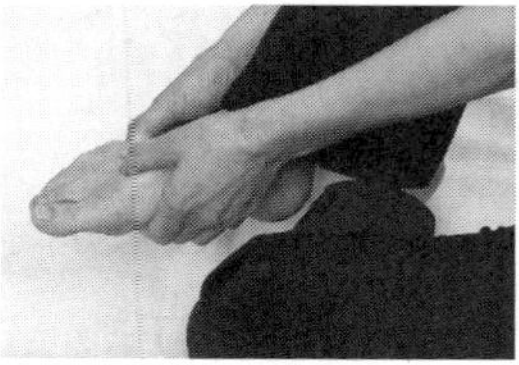

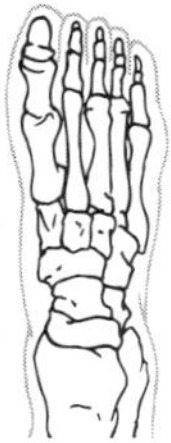

足にはたくさんの骨がある。その骨をひとつひとつゆるめるつもりで、足首のほうから足のマッサージをしよう。袋に入れられて固まってしまったガラス玉をひとつひとつ分けるつもりで。お風呂で行なうのもいいだろう

足の裏をゆるめる

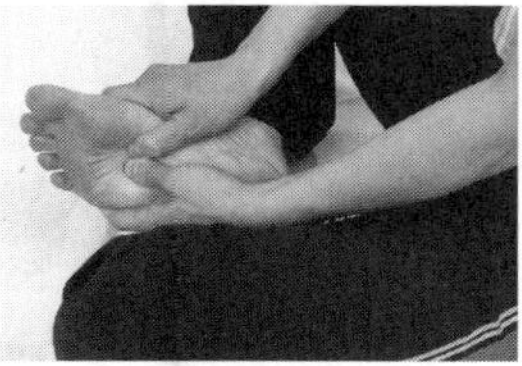

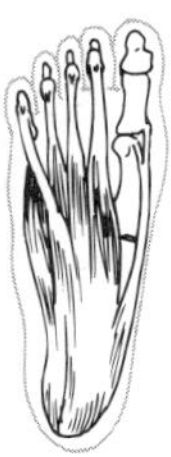

足裏の筋肉を一本一本伸ばすつもりで足裏のマッサージをします。一夜干しの焼きイカをゆっくりと裂くようなつもりで、筋と筋を分けていこう。痛みを感じない程度の力で

ロルフィング
エクササイズ7

「ふくらはぎストレッチ」でふたつの筋肉をゆるめる

ふだん運動をしていない人が、たとえば子どもの幼稚園や小学校の運動会に出て、急に走ったりするとアキレス腱《けん》を切ってしまうことがあります。あるいは久しぶりに運動した夜などはこむら返りが怖いものです。

これらはみな、ふくらはぎのなせるわざです。

そこでスポーツする前にはふくらはぎのストレッチをしますが、ふくらはぎの筋肉というとき、じつは筋肉はひとつではありません。

ふくらはぎとは、ヒラメ筋と腓腹筋《ひふくきん》のふたつを指します（さらに深層には、また違う筋肉があります）。

このふたつの筋肉は、ストレッチの仕方が違います。

その違いをよく知ってストレッチをするようにしましょう。

ロルフィング
エクササイズ
7

ふくらはぎストレッチ

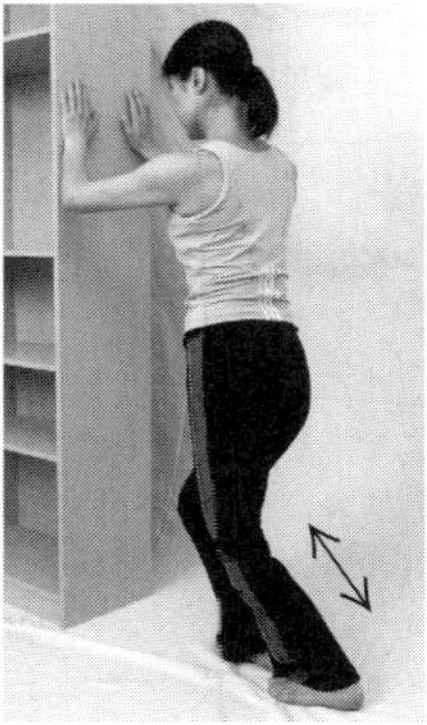

ヒラメ筋ストレッチ

膝を曲げてストレッチをすることによって、腓腹筋は使わず、ヒラメ筋とアキレス腱のみのストレッチが可能になる。足裏は床から離さずに小さな動きで行なう

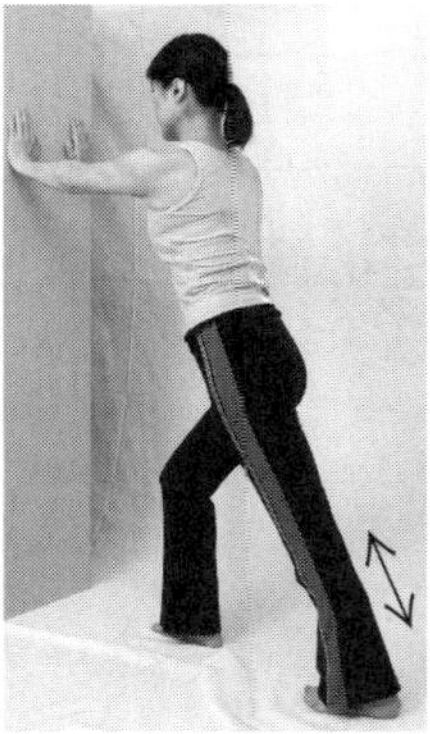

腓腹筋ストレッチ

腓腹筋をストレッチするときには膝を伸ばして行なう。腓腹筋は膝の上から始まっているので、膝を曲げてしまうとたるんでしまい意味がなくなってしまう。足の前半分を階段にかけ、かかとをゆっくりと、少し落とすという動きも腓腹筋のストレッチになる

日常生活でロルフィング

立つ、歩く、走る動きでバランスアップ

電車でバランス・エクササイズ

電車などで立って行なう。吊り革を持たずに、ただ立つだけのエクササイズです。電車の動きを足の裏が感じて、自然にバランスを取るようになる。ただし立つ向きに注意。電車の進行方向に向き、膝《ひざ》と足首はゆるめて立つことが大切。足裏の感覚を磨き、足裏や足首にある位置感覚を知る神経のエクササイズにもなる。

電車で骨間膜ゆるめ

電車に座って行なう。膝下の部分に意識を向ける。ゆったりとした呼吸をし、吐く息に合わせて、腓骨《ひこつ》が脛骨《けいこつ》から静かに離れていくのを感じる。同時に骨間膜がゆるみ、それにつれて膝から下のさまざまな筋肉たちがゆるんでいくのを感じる。靴の中では足裏の筋肉がゆるみ、足のたくさんの骨たちもゆるんでいく。

歩く、走る動きが禅に! 「動禅」

禅とは今そのとき、そのことに集中すること。歩行、ジョギングを禅にしてしまおう。歩いたり走ったりするときに、どこかに行こうとか、何時までに着こうとかではなく、歩く、走るという行為そのものを意識して行なう。すると歩行やジョギングが禅になる。時には呼吸に合わせてゆっくり歩くのもいい。そのときにはレッスン1の数息観（84ページ）も組み合わせるといいだろう。歩くときも走るときも、膝が真っ直ぐ前に出ているかどうかをチェック。それだけで歩きも走りもラクになる。なお、ジョギングのときには、腕も肩甲骨から伸び、ただ肩から吊られているというイメージを持つといい（110ページ）。体の動きに合わせて、振り子がゆれるように腕もゆれる。

Lesson **3**

3日目

体側《たいそく》をゆるめて、肩凝《こ》り、腰痛にアプローチ

肩甲骨《けんこうこつ》の使い方次第で、腕や肩は疲れない

レッスン3では、ふだんほとんど意識しない体の側面、すなわち体側から自分の体を眺めてみます。

側面というとなじみが薄いが、腕や腰は体側に属しています。

体側を学ぶことによって、腕をより効果的に使うことができ、腰の問題も解決できる可能性があります。

表層の最後のレッスンです。

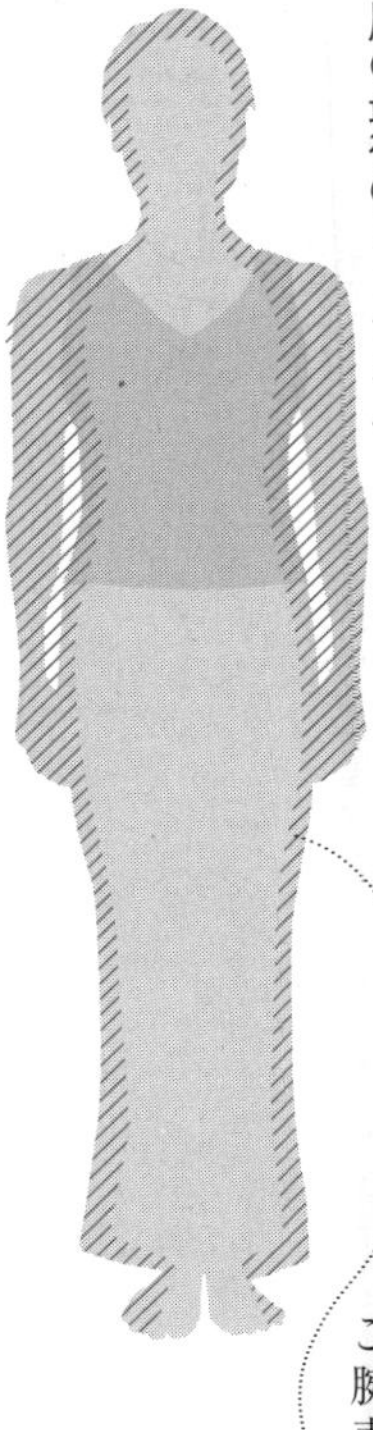

ここでは
腕、肩、腰、太腿《もも》の
表層筋をリセットします

腕、肩、腰そして太腿《もも》をリセット

体の側面はオレオのクリーム

今回のレッスンでリセットするのは体の横側、体側《たいそく》の部分です。体側といってもなかなかなじみのない部分ですが、じつは日常生活で最も見られているのは、あなたの横姿であり、横顔なのです。体側がリセットされると腕の使い方がラクになったり、呼吸も深くなったりします。そして何より解放感を味わうことができるようになります。

ロルフィングでは、この部分をオレオ・クッキーのクリームの部分にたとえます。自分の体の前面と後面がクッキーのビスケットの部分で、その間に挟まれてクリーム・がある、と想像してみてください。解剖学的にいうと、レッスン1で扱った肋骨《ろっこつ》の内側をイメージします。クリームの存在を意識するだけで、体の内側が膨《ふく》らんで呼吸がひとつ大きくなったのを感じる人もいるでしょう。また、それだけで姿勢がよくなる人もいます。

体の外側が膨らむのはちょっといただけませんが、体の内側は膨らんだほうがいいのです。

・日本語の「ワキ」は「分く（分ける）」からきています。前の体と後ろの体を分ける部分、それが体側なのです。「ワキ」はまた「わかる」とも語源を同じくします。ワキはただ分けるだけでなく、前と後ろをつないで、体の前側と後ろ側とがわかりあうための重要な働きをしています。

さて、体側を扱うときに、重要な部位がふたつあります。ひとつは腕と肩、そしてもうひとつは腰です。

「え、腕、肩や腰も体側なの？」と驚かれると思います。

そうなのです。現代人の中には肩凝《こ》りや腰痛で悩んでいる人が非常に多い。しかし、マッサージを受けに行っても、体側部分まではなかなか扱ってくれません。今回のレッスンは、そういう人たちにとっては、とても大切な部位になるでしょう。

天使の翼を意識しよう

腕と肩はつながっていて、そしてそれは体側に所属しています。
となると腕を酷使する仕事、美容師さんやお掃除の仕事、あるいは腕を酷使する力仕事はもちろんのこと、力仕事でなくても、たとえば長時間パソコンに向かって腕を酷使していたりすると、腕に負担がかかるだけでなく、それが肩凝りの原因にもなります。

腕周辺はショルダー・ガードル（肩甲帯）と呼ばれる領域になっています。中心となる骨は肩甲骨《けんこうこつ》と、そして鎖骨《さこつ》です。特に肩甲骨は重要な骨で、下半身における骨盤のような役割を持つ骨です。

ただし、肩甲骨は骨盤と違って非常に不安定な骨です。骨盤のようにしっかり固定されていません。また、肩甲骨と腕との関係も骨盤と脚の骨との関係に比べれば、不安定この上ないものです。しかし、その不安定さが腕の自由さを生み出しています。

腕は、自由さのために安定さを捨てたのです。

肩甲骨は、首にある筋肉（肩甲挙筋《けんこうきょきん》など）によって上から吊り下げられ、そして背中の筋肉（菱形筋《りょうけいきん》）によって背骨についています。そのほか肩甲骨に関連する筋肉はたくさんあって、これらの筋肉が絶妙なバランスを取って、腕の自由さを生み出しています。

それは天使の翼とも呼ばれ、自由に動く肩甲骨はとても美しく、人間の自由さを表現しているように見えます。

しかし、私たちの日常生活は、本来ならば重力に任せてリラックスしているこれらの筋肉を酷使しています。

たとえばイヤな相手が近くにいると、無意識に肩をそびやかせたり、肩をすくめたりして身を守ろうとします。これによって、重力に任せて肩甲骨を首からぶら下げている筋肉を緊張させてしまいます。

また、コンピュータのキーボードなどの過度の使用は、肩甲骨を背中に結び付けている菱形筋を緊張させます。近年、背中の凝りを訴える人が多くなったのはこのせいでしょう。

これらの筋肉は、みな肩甲骨を中継地点としたネットワーク構造になっています。ですから、どれかがバランスを崩すと、すぐにほかの部位に影響が生じてしまいます。たとえば肩凝りがある人は、首凝りになり、そして頭痛を引き起こします。

これらの筋肉をゆるめるとともに、ふだんの生活で気が付いたら肩の力を抜く、そんな習慣をつけましょう。

腰が痛い原因

さて、体側のもうひとつの大切なパートは腰です。

腰の筋肉の中でも特に腰方形筋《ようほうけいきん》という筋肉。この筋肉は骨盤と肋骨との間についている筋肉ですが、やはり緊張しやすい筋肉です。腰痛を訴える人の腰方形筋をゆるめると、痛みがなくなった、あるいは軽減したという人も少なくありません。

ただしこの筋肉がついている肋骨はほかの骨についていない「浮いている骨」なので、折れやすく、自分でゆるめるときには注意が必要です。解剖学を勉強したことのない人にゆるめてもらうときには骨盤側だけに触れるようにしてください。肋骨側は危険なので、やめてください。

また、この筋肉はじつは深層筋に属しています。ロルフィングでは、腰が痛いという人は、この腰方形筋にしっかりアプローチしたあとで、レッスン6で扱う多裂筋《たれつきん》にもワークをしますが、それでかなりラクになるという方が多いようです。しかし、腰痛にはたくさんの原因があり、ロルフィングでは残念ながらお手上げのものも少なくありません。

男性に多い太腿（腸脛《ちょうけい》じん帯）の張り

もうひとつ体側で扱っておきたいところがあります。これは正確に言えば筋肉ではなく、じん帯です。太腿の横を走る腸脛じん帯と呼ばれるじん帯で、特に男性はここが張っている人が多いようです。

また、前のレッスンでO脚を扱いましたが、O脚の人は89ページ図8のイラストCのようになっているために脚の外側にある腸脛じん帯に負担がかかります。ヒールの高い靴をはいたあと、この部分がパンパンに張っている人がいると思います。そして腸脛じん帯はお尻の筋肉にもつながっていますから、お尻も凝ります。

膝下の前部の筋肉である前脛骨筋《ぜんけいこつきん》、ふくらはぎの筋肉、そして腸脛じん帯、お尻と、ヒールの高い靴はよほどうまくはかないと、脚を本当にクタクタにしてしまうのですね。

3日目 ここまでのまとめ 体探求 Q&A

Q.1 背中にある肩甲骨は、胸のほうまで出ている。◯か×？

A ◯。肩甲骨は背中についています。しかし、上部に突起があり、それが前に出て、腕の関節になります。また鎖骨ともつながっています。ですから肩甲骨と胸をつなぐ小胸筋《しょうきょうきん》が過度に緊張すると、その影響で背中が胸に引っ張られるような格好になってしまいます。このような形の猫背は日本人女性に非常に多い姿です（前著では「肩身が狭い」姿と表現しました）。

Q.2 肩、首の筋肉を使わないように腕を上げると肩凝《こ》りになりにくい。◯か×？

A ◯。肩、首にある筋肉は僧帽筋《そうぼうきん》とその奥にある肩甲挙筋《けんこうきょきん》です。これらの筋肉を過度に使って腕を上げると、肩や首にも負担をかけ、肩凝りや首凝りの原因になります。なるべく肩を上げずに、肩甲骨を意識して腕を上げるようにしましょう。

Q.3 ボクサーが威力あるパンチを打ち出すのに必要な筋肉、前鋸筋《ぜんきょきん》の別名は？

A ボクサー筋。バナナ筋とも呼ばれます。その形がバナナに似ているので、そう呼ばれます。肩甲骨を前に引き出し、それとともに腕を前に引き出す働きがあります。ボディビルダーやアスリートの写真などを見ると、とても目立つ筋肉です。しかしこれが腕を前に引き出すということを知らないために、あまり活用されていない筋肉でもあります。

マッスル探検

肩凝りや腰痛の原因になる筋肉

今回のマッスル探検では、ボクサー筋と呼ばれる前鋸筋《ぜんきょきん》と、腰の筋肉である腰《よう》方形筋《ほうけいきん》を探ってみます。別名バナナ筋とも呼ばれる前鋸筋は肩甲骨を支える筋肉であるため、これが弱まると背中から肩にかけての僧帽筋《そうぼうきん》、菱形筋《りょうけいきん》、肩甲挙筋《けんこうきょきん》などに負担がかかり肩凝りにもなりやすくなります。また、腰にある腰方形筋は腰痛の原因のひとつともなる筋肉です。

とても重要な筋肉なので、ぜひ探検してみてください。

図10

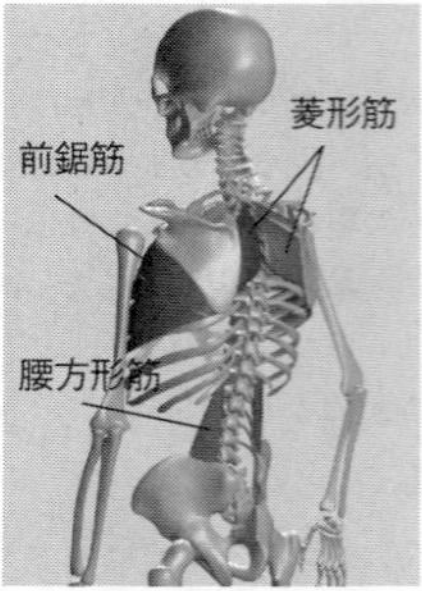

「前鋸筋」は肋骨《ろっこつ》の側面の広い部分から始まり、肩甲骨の縁《へり》の裏側まで伸びている。「腰方形筋」は、腸骨《ちょうこつ》の縁（腰に手を当てたときにちょうど親指が当たる場所にあり水平に伸びる骨のライン）から肋骨の一番下（12番目の肋骨）まで伸びている。「菱形筋」は肩甲骨と背骨を結ぶ菱形の筋肉

バナナ筋と呼ばれる前鋸筋

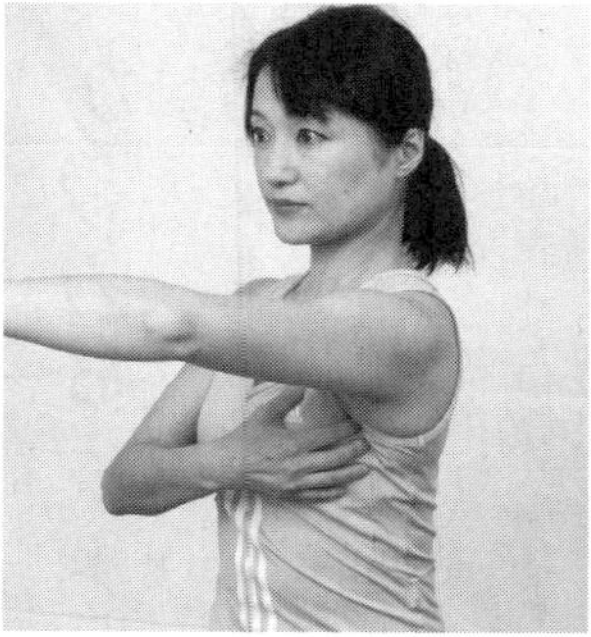

胸の側面（脇の下）あたりを触れる。腕を下げたまま内側にひねると硬くなる筋肉がある。前側が大胸筋《だいきょうきん》で後ろ側が広背筋《こうはいきん》。その間の硬くなっていない場所を探して触れる。それが前鋸筋。筋肉に触れたら腕を上げ前方に向かってパンチしたり、リラックスする動きを繰り返し、前鋸筋の動きを感じよう

腰方形筋に触れてみる

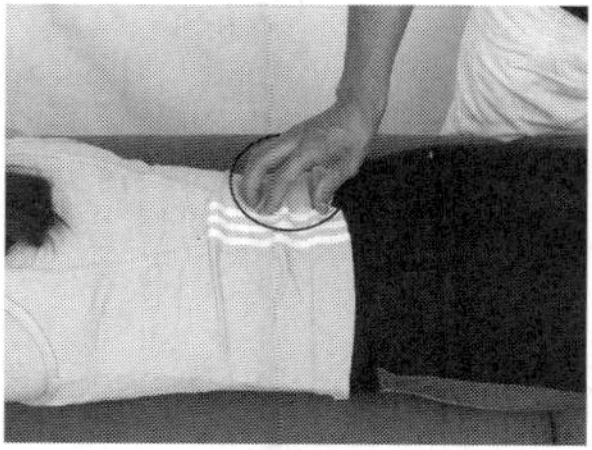

腸骨（腰に手を当てたときに親指が当たる場所）の背骨寄りの縁に触れる。背骨の両側にある脊柱起立筋《せきちゅうきりつきん》の厚い層をつきぬけるようなイメージでゆっくりと指を沈める。しっかり沈んだら、寝ている人はお尻を肩に近付けるようなイメージで少し引き上げる。下にある硬くなる筋肉が腰方形筋

ステップ1　アウェアネス

どっちがラク？　どっちが強い？

「長い腕」をイメージして、潜在的な腕の力に気付く

肩甲骨と腕の力を抜くと肩凝《こ》りや頭痛が軽くなり、腕と肩甲骨とをつなげてイメージできるようになると、腕の力が増します。これは「長い腕」といって武道では有名なものですが（『天才・伊藤昇と伊藤式胴体トレーニング「胴体力」入門』ＢＡＢジャパン出版局）、腕が肩甲骨から出ているとイメージすると、ふだん自分が使っている力よりも弱い力で、いつもと同じパワーを出すことができるようになります。子どものワークショップなどで、腕相撲をさせ、負けた子だけを別室に呼んでこの秘伝を授《さず》けると（ってほどの秘伝でもないのですが）、大差がなかった子のほとんどは勝つようになりますし、大差があった子でも負けにくくなります。また、能の型のいくつかは、この長い腕を活性化させるのに、とても役に立ちます。

この「長い腕」を体験して、自分の潜在的な腕の力に気付いてみましょう。

体側の
アウェアネス
1

横向きで自分の体のブロックを意識する

自分の体をブロックに分け、
パーツ間の関係を感じてみましょう。

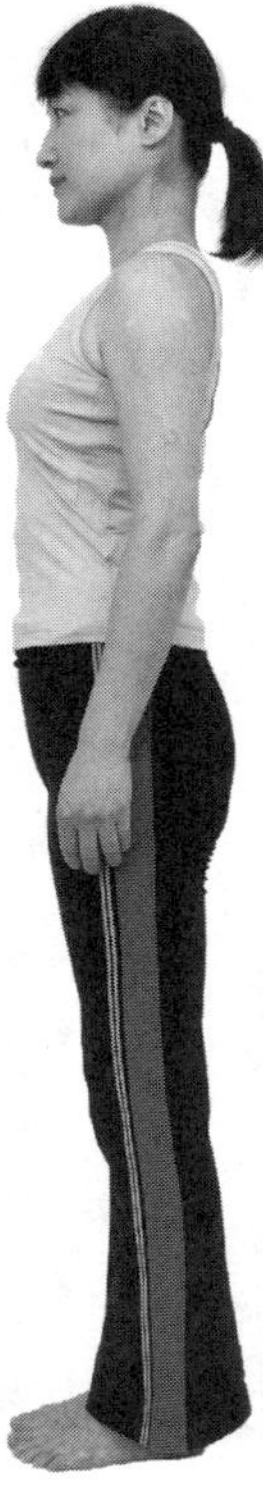

ロルフィングのロゴ（43ページ図2）を参照しながら、自分の体をいくつかのブロックに分け、それを積み木のように下から積み上げていく。どのパーツがずれているか、あるいはどのパーツとどのパーツとの関係に違和感があるか、それを感じることができるだろうか

体側の
アウェアネス
2

腕がラクに上がるのは、どっち？

肩甲骨《けんこうこつ》を意識して腕を上げると、
軽い力で強いパワーが出せるようになります。
それを体感しましょう。

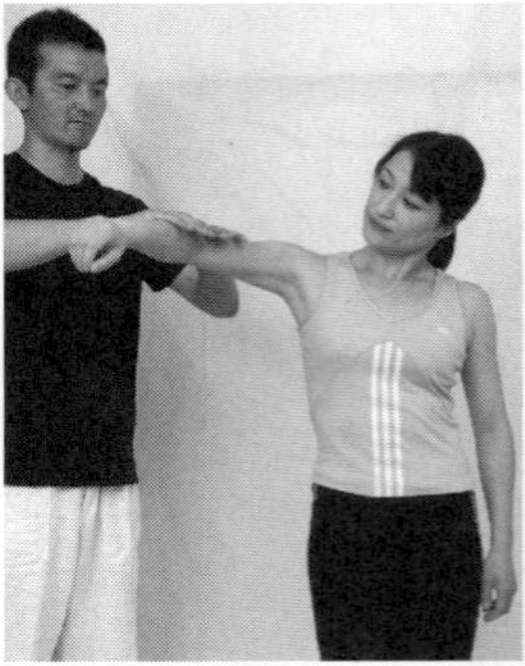

×腕だけで上げてみる

上から腕を押さえてもらう。最初は腕の力だけで、押さえられた腕を上げようとしてみる。大変な力を必要とするのがわかる

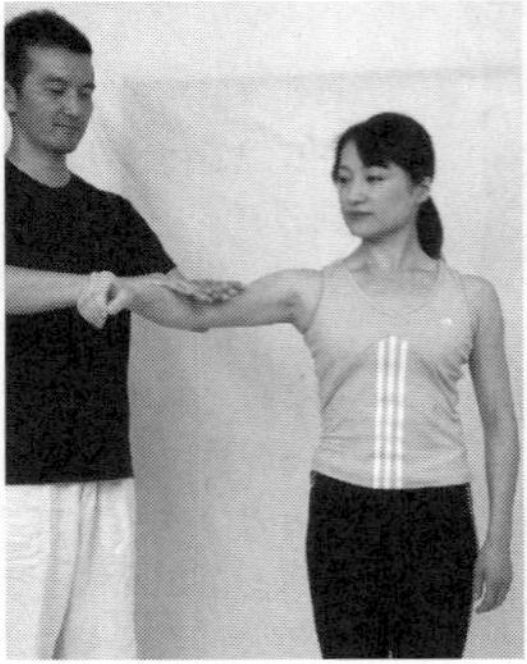

○肩甲骨を意識して上げてみる

次に肩甲骨を意識しながら腕を上げよう。するとあまり力を使わなくても、相手の腕を押し返すことができる。同じように、重いカバンを腕だけで持ち上げるのと、肩甲骨を意識して持ち上げるのではどう違うかも体感してみよう

体側の
アウェアネス
3

体がつっぱる感じがするのは、左右どっち？

体を横に曲げてみましょう。どちらがつっぱるでしょうか。それを感じてみます。

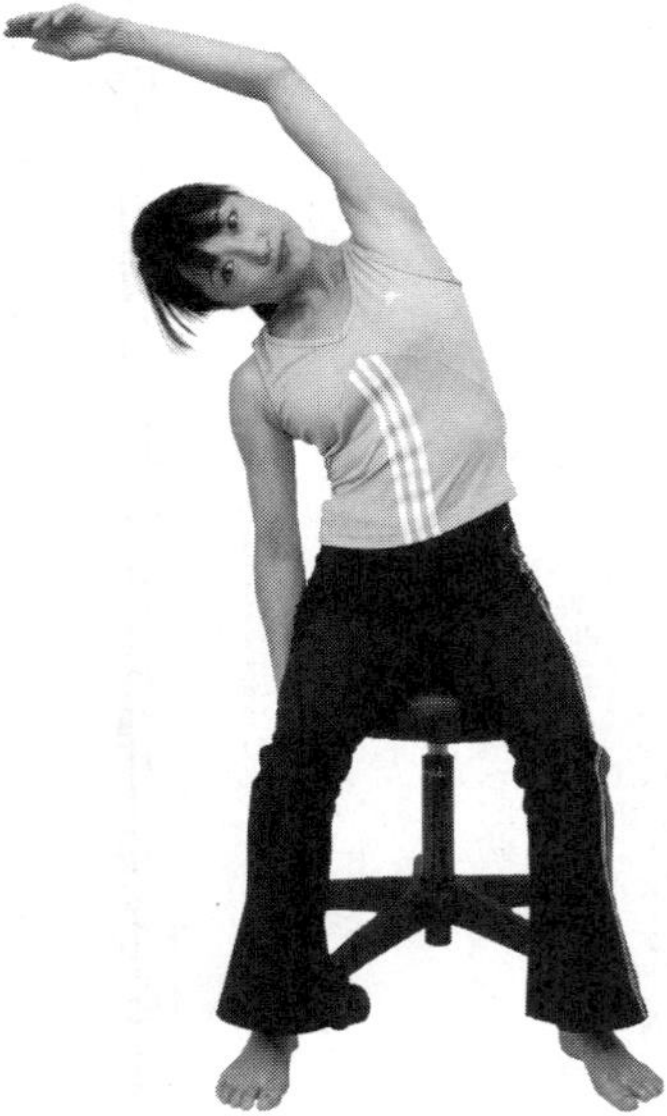

体の横曲げをしよう。左右行ない、どちらがつっぱるかを感じてみよう。ふつうは、つっぱるほうの筋肉群が緊張していることが多いので、どちらを中心にエクササイズするかの目安にする。ただし、たまに逆のこともあるので注意

ステップ2　ロルフィングエクササイズ

体側《たいそく》の緊張を取る

ロルフィングエクササイズ8　疲れを取る「太腿《もも》（腸脛《ちょうけい》じん帯）ゆるめ」

O脚の人や、多くの男性がパンパンに張らせてしまうのが、太腿の横を走る腸脛じん帯です。ここが張ると、足全体がだるくなるだけでなく、お尻の筋肉もつらくなり、さらには上半身にも影響を与えます。

また、腸脛じん帯は太腿の前側の筋肉群である大腿四頭筋《だいたいしとうきん》と、後ろ側のハムストリングの境にあるので、腸脛じん帯が必要以上に緊張していると、この両方の筋肉群の癒着《ゆちゃく》を引き起こしてしまいます。たとえば歩いたり走ったりするために脚を上げようとすると、同時にそれを下げようとする筋肉も働いてしまうのです。ブレーキをかけながら自転車を漕《こ》いでいるようなもので、疲れるのは当たり前です。

腸脛じん帯と前後の筋肉の間に指を入れ、その隙間《すきま》を少しずつ広げるイメージを持ちながら、ディファレンシエーション（分離）をしていきましょう。

ロルフィング
エクササイズ
8

太腿(腸脛じん帯)ゆるめ

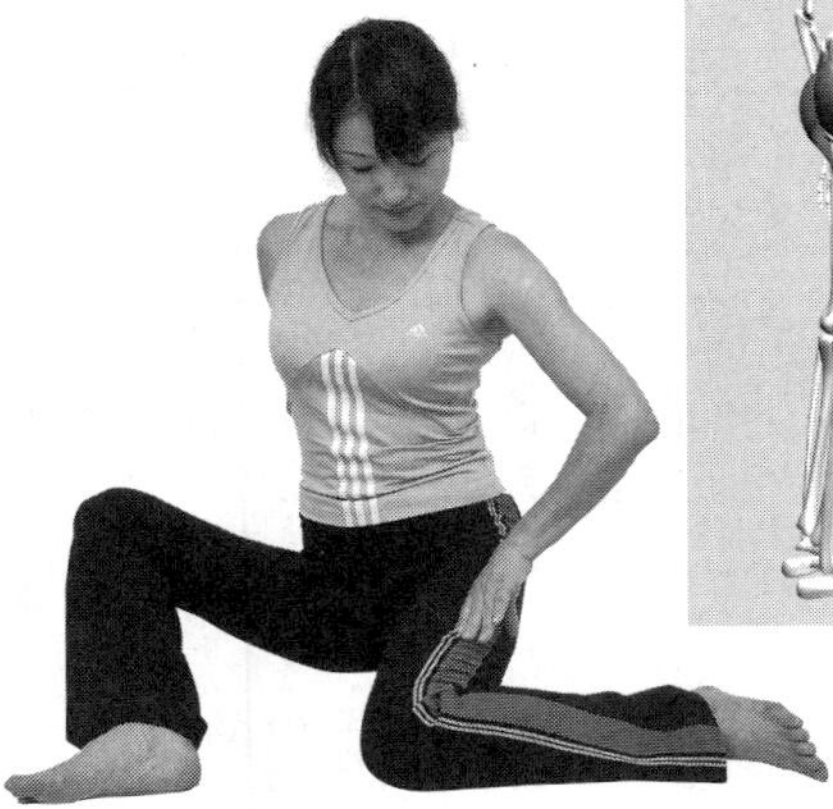

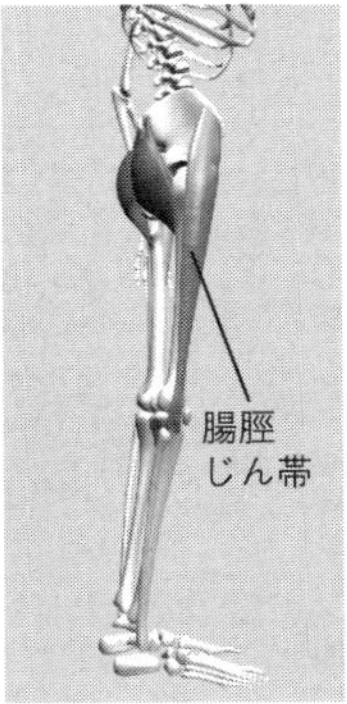

腿の側面にある腸脛じん帯をゆるめる。モデルのパンツの線とほぼ同位置にあるのが腸脛じん帯。手を手刀のようにして腸脛じん帯のエッジの部分を分けるようにしてゆるめよう。腿の前面の筋肉群である大腿四頭筋と腸脛じん帯との境界と、腿の後面の筋肉群であるハムストリングと腸脛じん帯との間の境界を分けるようなイメージでゆるめる

ロルフィングエクササイズ9　腰痛に効く⁉「腰方形筋伸《ようほうけいきん》ばし」は、重力で

腰の筋肉である「腰方形筋」。これが緊張しているために腰の痛みを感じる人は少なくありません。しかし、体の知識がない人に腰方形筋をマッサージしてゆるめてもらうことは、あまりお勧めできません。ひとつはこの筋肉がついているのが折れやすい12番目の肋骨《ろっこつ》だということ、もうひとつはムリに伸ばそうとすると、むしろ縮んでしまって逆効果になりやすいからです。

ロルフィングでは「重力こそ最高のセラピスト」という考えがあります。難しい腰方形筋も重力に任せてゆるめることが可能なのです。

左のエクササイズをするときには、自分や他人の力で無理に伸ばそうとはしないでください。ただ、腰方形筋が伸びていくのをイメージして、あとは重力に身を委《ゆだ》ねます。イメージするのが難しい人は、誰かに腰方形筋のあたりに触れてもらうと効果的です。ただし、くれぐれもその人に伸ばしてはもらわないでください。他の人に頼む場合は、ロルファーや信頼できるマッサージ師、整体師などにお願いしましょう。

ロルフィング
エクササイズ
9

腰方形筋伸ばし

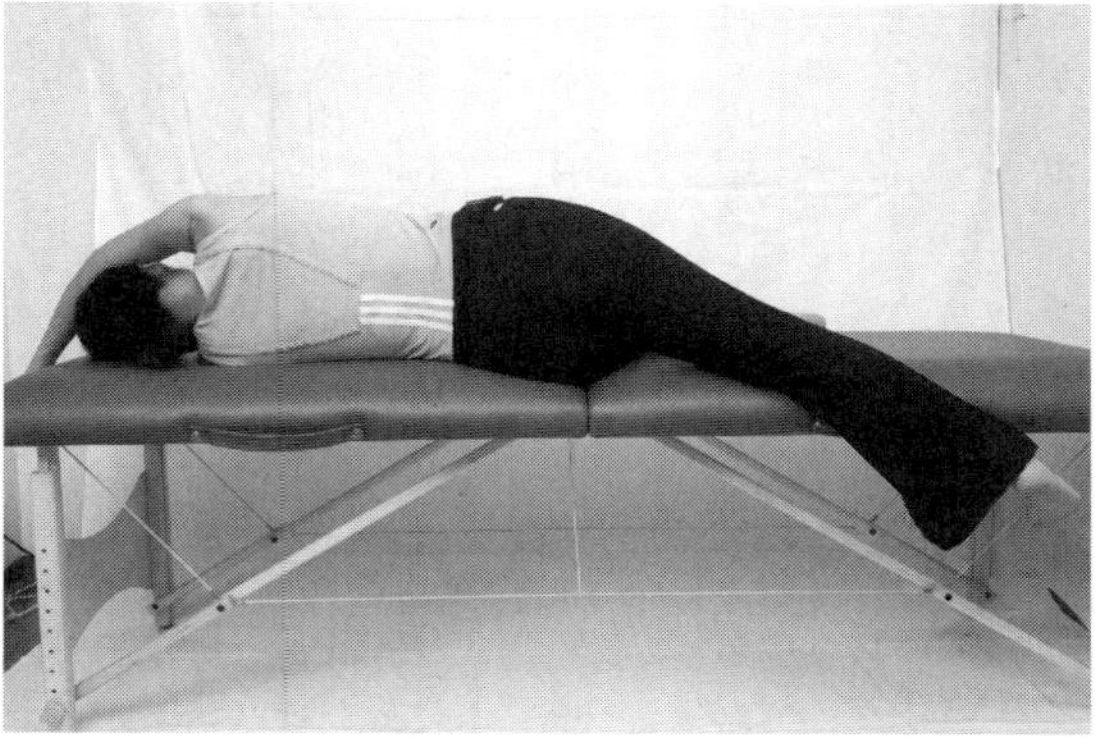

ベッドに横向きに寝る。下の脚は曲げ、上の脚は伸ばしてベッドから降ろす。重力に任せてブランと降ろす。上の手は頭の上に伸ばし、これも重力に任せる。上の脚の側の腰方形筋が脚の重みによって伸びる。呼吸をゆっくり繰り返していると、腰方形筋が重力の重みによって自然に伸びてくる。無理に伸ばそうとすると逆効果になる場合がある。一度行なって、腰に違和感を感じた人はやめてください

ロルフィング
エクササイズ10

肩甲骨の自由を取り戻す「翼エクササイズ」

進化の過程で、どこかにボタンの掛け違いがあったら、私たちは鳥になっていたかもしれない。そんなふうに言う人がいます。

翼を広げて大空を飛翔する。それは人間の夢であり、そして実際にそんな夢を、夜みる人が多いのも、私たちの遺伝子のどこかに鳥への可能性の道筋が痕跡として残っているのかもしれません。

そして、私たちの体の中に残っている鳥への可能性の痕跡が、肩甲骨と、そこから伸びる腕なのです。

私たちの自由に動く肩甲骨と腕は、まさに翼竜の翼のように美しく、しなやかに動き、特に肩甲骨は天使の翼にたとえられています。

ただ、その自由さを獲得するために、ほとんどが筋肉によってのみ体の中心とつながっているという非常に不安定な構造になっていて、筋肉の癒着や緊張によって、せっかくの美しい動きが、ガチガチのぎこちない動きになりやすいという欠点も持っています。

そこでその自由さをいつでも覚えているために、肩甲骨の動きをよく理解しながら腕を動かすエクササイズをしましょう。

「翼エクササイズ」です。

このエクササイズで大切なのは、肩甲骨の動きをイメージすることです。腕には翼がついている、そんなイメージで行ないましょう。

ゆっくりとした呼吸を続けながら、繰り返します。このエクササイズで、肩甲骨によって腕が動くというクセをつけましょう。

ロルフィング
エクササイズ
10

翼エクササイズ

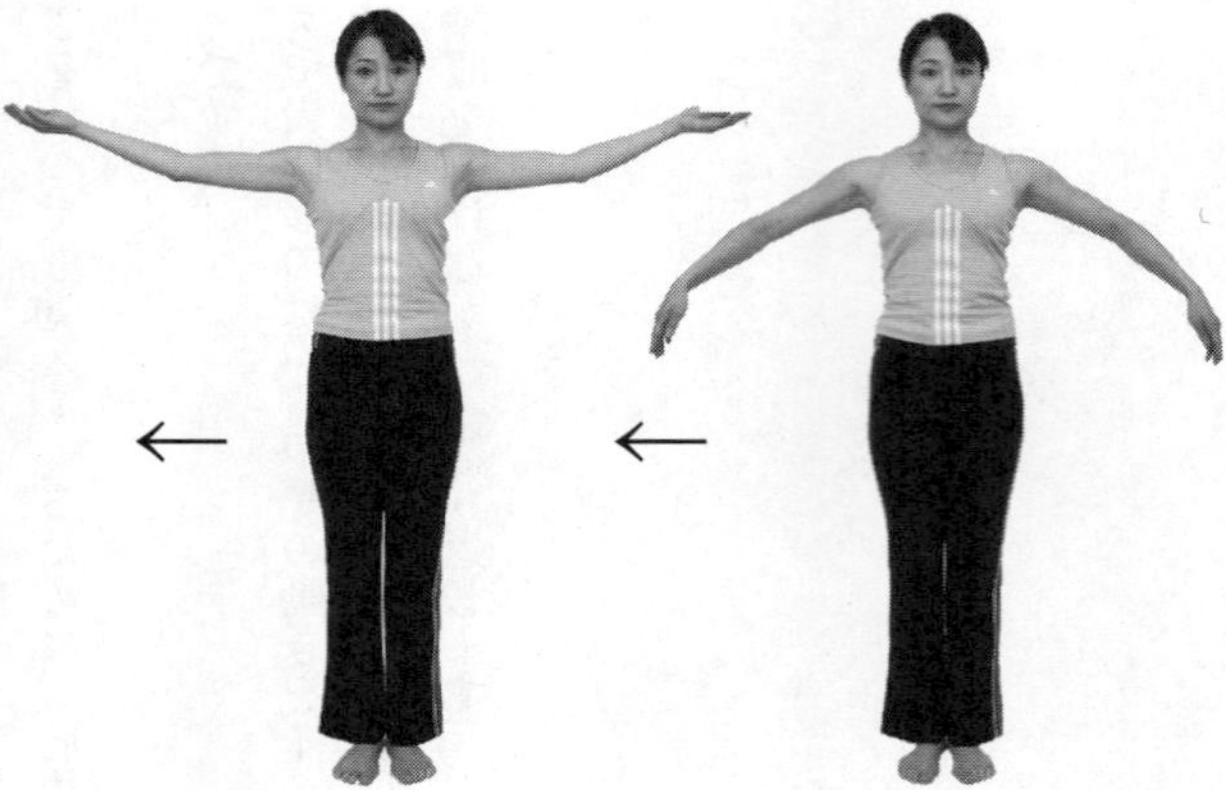

軽く膝《ひざ》をゆるめ、両腕を下にブランと下ろした状態から始める。ゆっくりと呼吸をする。息を吸うと、腋《わき》の下に「気」の玉ができる、そんなイメージを持ち、その気の玉に押されるように、徐々に手が上に上がっていく

両手がどんどん上がっていき、肩と水平の位置を越えたら、手のひらを上に向け、そのまま上げていく。肩甲骨の動きを意識しよう

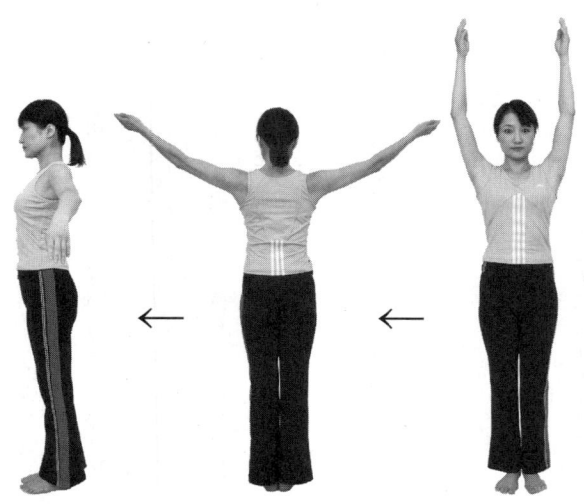

両手が天井に向かって伸びるところまで行なう。肩甲骨を意識して行なっていると、肩はあまり上がらず、肩に負担がかかることがない

上まで行ったらゆっくりと下ろしていく。やはり肩甲骨の動きを意識しながら行なおう

水平の線を越えたら手のひらを下に向け、最初の立ち姿に戻る。これをゆっくりとした呼吸を続けながら何度か繰り返し、肩甲骨によって腕が動くというクセをつけよう

ロルフィングエクササイズ11 胸の筋肉も開く「肩甲骨で両腕ひらき」

肩甲骨を意識して腕を使うと、軽い力で大きなパワーを生み出すことができます。

次のエクササイズは、肩甲骨を後ろで引っ張っている筋肉（菱形筋《りょうけいきん》）と、前に引っ張る筋肉（前鋸筋《ぜんきょきん》と小胸筋《しょうきょうきん》）を意識しながら行ないましょう。

最初に水の入ったペットボトルを持ちますが、これを120ページの「体側のアウェアネス2」で行なったのと同じように肩甲骨を意識して持ってみましょう。そうすると軽い力で持つことができます。そのときは後ろの菱形筋とそこから伸びている腕を意識します。

この形で少し静止します。ちょっとつらくなったら腕に力を入れずに、両腕が水の上に浮いているようなイメージを持つと、体が自然に正しい筋肉の使い方を教えてくれます。

次に肩甲骨が背骨に近づくアプローチをしているのを感じながら、ゆっくりと両腕を開いていきます。前鋸筋が伸び、小胸筋も開くために、胸がゆったりと開いていくのを感じます。そして、また元の形に戻ります。これを数回繰り返しましょう。

ロルフィング
エクササイズ
11

肩甲骨で両腕ひらき

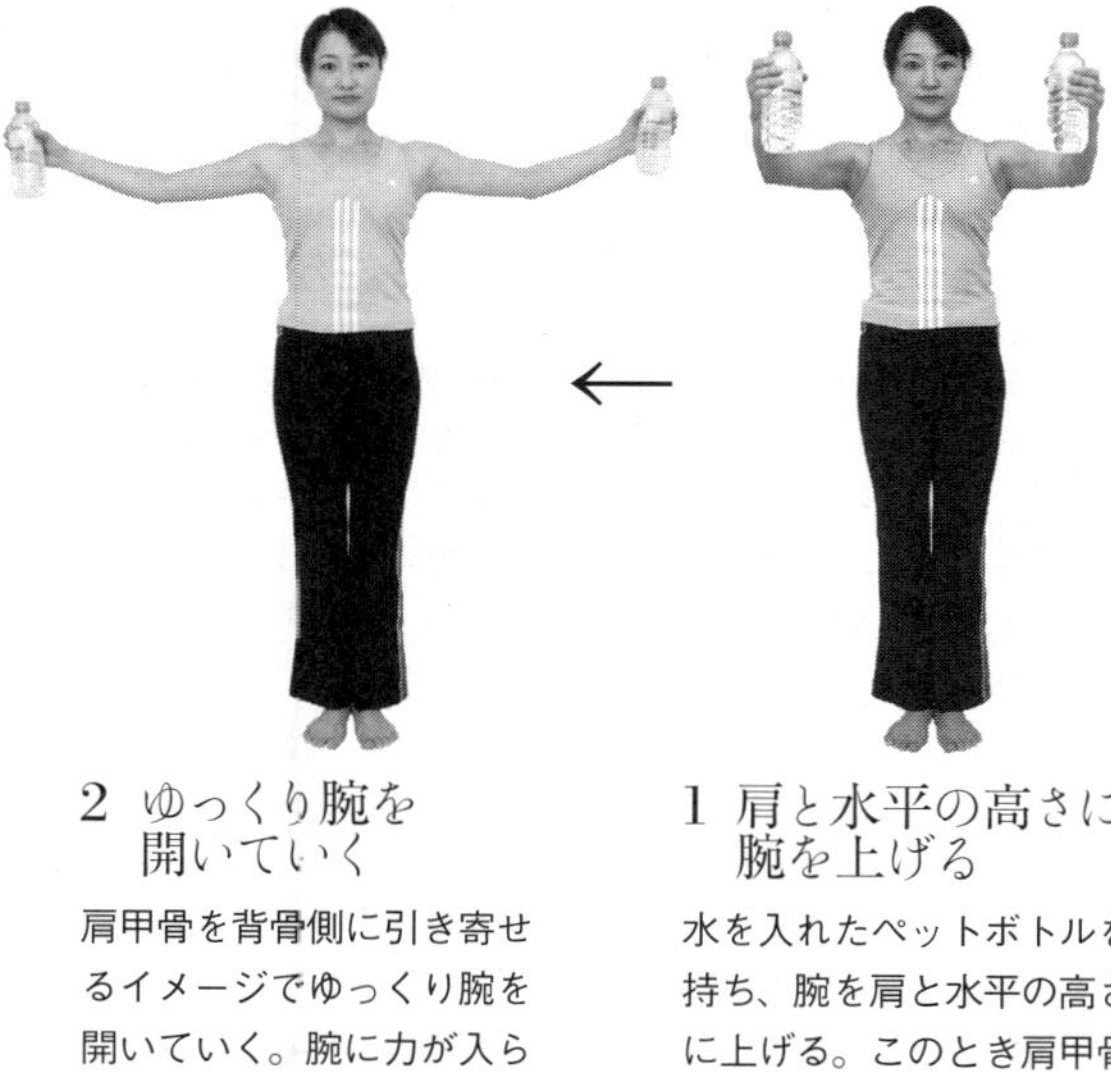

1 肩と水平の高さに腕を上げる

水を入れたペットボトルを持ち、腕を肩と水平の高さに上げる。このとき肩甲骨と、菱形筋を意識する。前のエクササイズを何度かしたあとだと、あまり腕の力を使わずに持つことができるだろう（腕力によって水の量は調整）

2 ゆっくり腕を開いていく

肩甲骨を背骨側に引き寄せるイメージでゆっくり腕を開いていく。腕に力が入らないように気を付けて。そして、その動きにつれて小胸筋が開いていくのを感じよう

ゴルフも上達！ 交差パワーアップを電車で

吊り革立ちで脳エクササイズ

立って行なう。肩の力は抜いて、吊り革に軽く触れる。軽く触れても、自分の体が安定していることに気付こう。じつはこれは手が体を支えているのではなく、体を安定させるために脳神経システムが稼動しているからだ。吊り革に触れながら脳神経システムは、安定を取ろうとめまぐるしく動いている。吊り革を握るだけで脳エクササイズになる。次に吊り革を持ちながら背中の肩甲骨を下げてみる。今度は肩甲骨と腕とのつながりを脳が覚える。

ゴルフやバッティングも上達！ 交差パワー・エクササイズ

吊り革を使う。右手で持ったら、左足に重心をかけてみる。そして、右手から左足までの流れをイメージ。まず右腕から右の肩甲骨への流れを感じる。その流れが背骨を通過し、体の中に入って左の大腰筋《だいようきん》（164ページ図13）を通じて左の内転筋につながり、左のふくらはぎ、左の足へとつながる流れを感じてみよう。次に左足に少し力をかけて電車の床を踏む。肩甲骨、腕がちょっと上に伸びるのを感じられるだろう。体の中の力が、交差して流れるのを感じる。交差パワーは、ヒネリの動きが必要なゴルフや野球のバッティングなどに役立つ。

パソコンに向かっても疲れない翼コンピュータ

パソコンの前で。バレリーナのように美しく両手を開いてキーボードに向かい、小胸筋《しょうきょうきん》（68ページ図5）をゆるめるように胸を開き、肘《ひじ》から上も意識して翼を羽ばたくようにタイピング。背中にも意識を向ける。背中の菱形筋《りょうけいきん》が緊張していたら、そこに呼吸を入れて休ませる。意識は背中や腕ではなく、お腹《なか》、丹田《たんでん》に。

Lesson 4

4日目

骨盤まわりの深層筋――骨盤底《こつばんてい》、内転筋《ないてんきん》群をゆるめる

X脚を改善。生理痛や便秘にも効く!?

レッスン4から深層に入っていきます。本レッスンでは骨盤底と下半身の体軸である内股の筋肉、内転筋のリセットを中心に学びます。下半身の安定を作る上で非常に重要なレッスンです。

また女性にとっては内転筋や骨盤底を意識し、ゆるめることによって生理痛が弱まったりする可能性もあります。

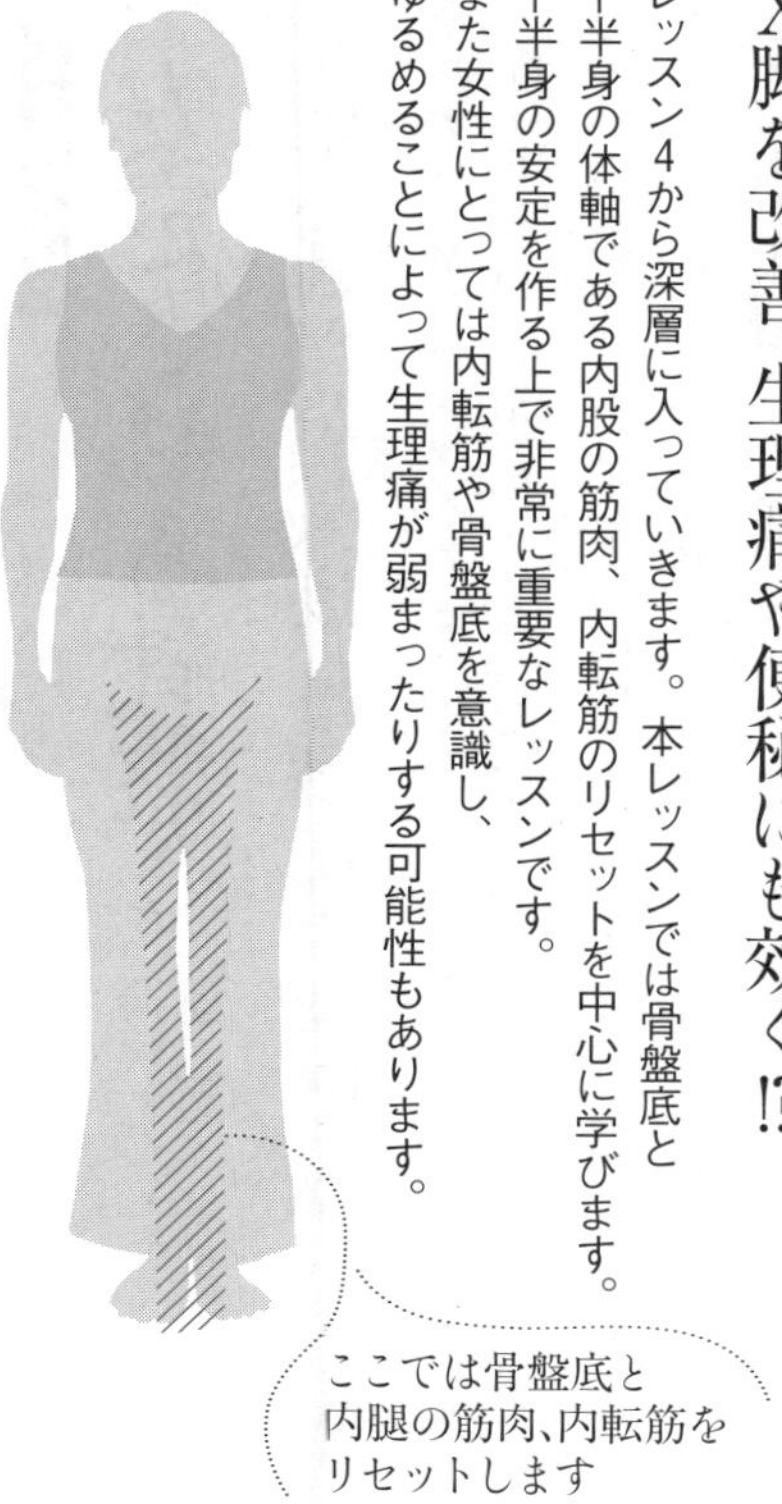
ここでは骨盤底と
内腿の筋肉、内転筋を
リセットします

下半身を安定させる骨盤まわり

バーチャルな中心軸だから、疲れる

さて、いよいよ今回から深層筋のレッスンに入ります。本レッスンでリセットするのは骨盤と太腿《もも》の内側の筋肉、内転筋《ないてんきん》です。骨盤底《こつばんてい》と内転筋とがリセットされると、座ったときや立ったときの安定感、落ち着きが出てきます。また女性の中には生理痛が弱まったりする人もいますし、尿失禁に悩む人にも役に立つことがあります。

私たちの動きには体の軸が大切です。頭から背骨、そして骨盤、仙骨《せんこつ》、尾骨《びこつ》と、上半身までは中心軸が体の真ん中を通っていますが、これが下半身に至るとなくなってしまいます。私たちが昔、魚だったころ（って本当にそうだったかはわかりませんが）も、そして四足歩行をしていたとき（これも同様）も、この中心軸は体全体を通っていたのですが、直立して二足歩行になったときに、その中心軸は急に消え失せます。

そしてその代わりに、骨盤底の筋肉群と内転筋とを発達させ、バーチャルな中心軸

図11 二足歩行になったら、下半身の中心軸は消えてしまった

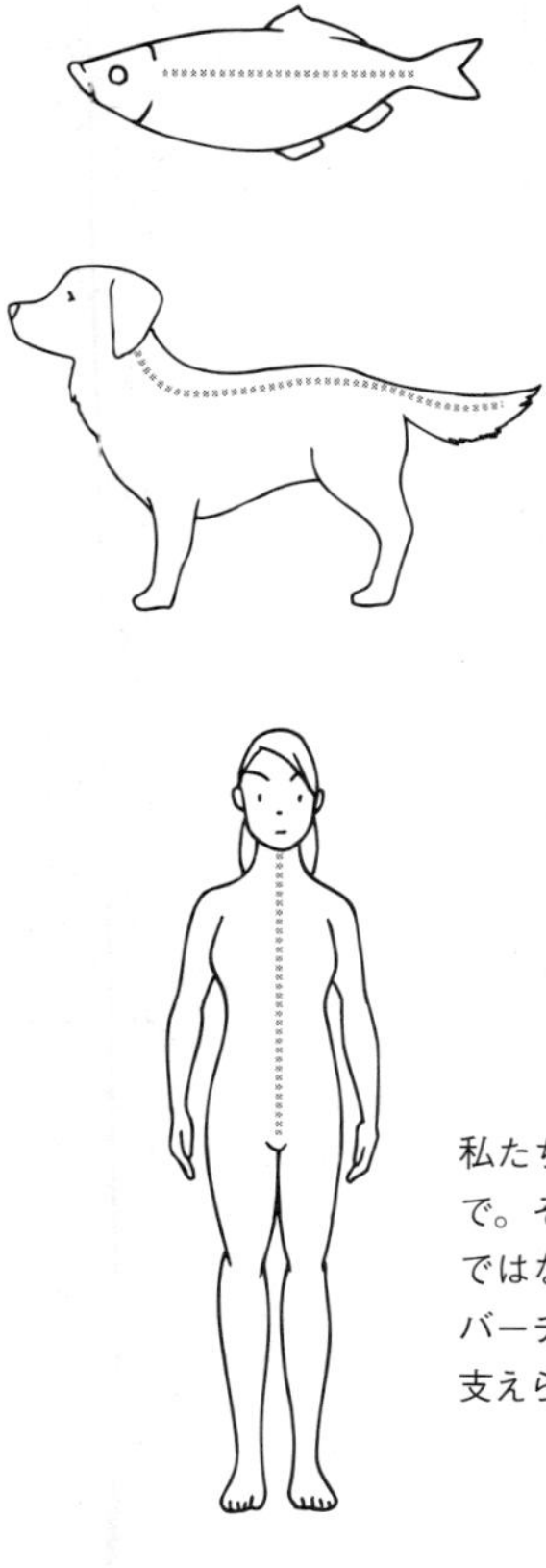

私たちの背骨は骨盤まで。そこから下は、骨ではなく、筋肉によるバーチャルな中心軸で支えられている

を作ってきました。モンゴルの力士が強いのは、子どものころから馬に乗るために内転筋が活性化されているからです。

ところが本来は骨であるべき中心軸の代わりを筋肉がしているわけですから、過剰な負担がかかるのは当然です。そのために骨盤底の筋肉群と内転筋が疲れて弱ってしまったり、あるいは逆に過度な緊張状態に陥《おちい》ってしまったりするのです。

骨盤底を意識する

骨盤底の筋肉の不具合はさまざまな問題を引き起こします。

それは主に排泄《はいせつ》と生殖（セックスも含む）に関する問題なのですが、これらの問題に関しては、骨盤底の筋肉の不具合との相関関係がはっきりしていないものが多いので、ここで紹介をするのは控えます。すみません。

ただ、ロルフィングの第4セッションで骨盤底を扱うと、生理痛がラクになったとか、便秘が改善したとかいう話を聞きます。が、これは人によって違うので、ロルフィングを受けると生理痛が治る、などとは思わないでください。あくまでも人によってです。

とはいえクライアントの方の中には、そのように感じる方もいますし、そして、とても大事な部位であるにもかかわらず骨盤底を意識していない人が多いのも事実です。あなたが今イスに座っていたら、ちょっと自分の骨盤に意識を向けてみてください。そこはリラックスしていますか。それとも緊張していますか。あるいは、だらっとした座り方をしていて骨盤底がイスについていませんか。

本レッスンでは骨盤底を意識するエクササイズを行ないます。

深層筋の特徴は、「鍛える」ことはできないということです。鍛えるのではなく、「活性化」する。それが深層筋に対する正しいアプローチです。そのためには「意識」をするのが第一なのです。また骨盤底が活性化されると、横隔膜と連動する骨盤底呼吸が可能になり、より深い呼吸をすることができるようになります。

X脚、O脚の原因にもなる内転筋の緊張

さて、本レッスンで扱うもうひとつが内転筋群です。内転筋群という言葉でわかる

とおり、いくつかの筋肉によって成り立っています。内転筋群は文字どおり脚を内転させる筋肉ですが、下半身の背骨、すなわち軸としての働きも持っています。

また、上半身と下半身を結ぶ最も重要な筋肉のひとつである「大腰筋《だいようきん》」を次のレッスンで扱いますが、大腰筋をちゃんと使うためにも内転筋は重要になります。

レッスン2と3でO脚について扱いましたが、内転筋が緊張状態にあるとX脚になりやすいという傾向があります（ただし内転筋の中にはO脚を生み出す筋肉もあります）。

特に女の子は、小さいときから「膝《ひざ》をもっとしっかりと閉じなさい」と言われ続けます。膝をしっかり閉じる動きは内転筋の過度な緊張を生じさせ、X脚を作り上げます。ところが過度に緊張した内転筋は、O脚を生み出す可能性もあるのです。内転筋の過度の緊張はX脚もO脚も生み出しやすいのです。

なお、X脚やO脚に関連がある筋肉のひとつに内閉鎖筋《ないへいさきん》があります。骨盤底近くの非常に微妙な位置にあるために通常触れることはほとんど不可能です。しかし、ロルフィングでは、第4セッションでこの内閉鎖筋にもアプローチします。

4日目 ここまでのまとめ

体探求 Q&A

Q.1 上半身の体軸は背骨。では下半身の軸は?

A 内転筋《ないてんきん》。人間は下半身には背骨がないために、ふらつきやすい。そんなときに内転筋を意識するとぐっと安定がよくなります。

Q.2 胸だけでなく骨盤にも横隔膜はある? ◯か×?

A ◯。骨盤の底には骨盤底隔膜《こつばんていかくまく》というものがありますが(80ページ図6)、これは英語ではペルビック(骨盤の)ダイアフラム(横隔膜)と呼ばれます。呼吸横隔膜がひとつの筋肉なのに対して、こちらはいくつかの筋肉によって成り立っています。また、呼吸横隔膜が呼吸に関係するのに対して、こちらの横隔膜は排泄やセックスに関連します。ゆるみすぎも過緊張も問題を引き起こすので、内転筋などの骨盤周辺の筋肉・筋膜《きんまく》に働きかけることによって適正なトーンを保つことが大切です。

Q.3 内転筋がゆるみすぎるとO脚になりやすい。◯か×?

A ◯。内転筋がゆるむと、逆の働きをする外転筋《がいてんきん》がより強く働きます。外転筋が強く働くと、腿《もも》が外側に引っ張られO脚になりやすいのです。だからO脚の人は、すり足などで内転筋を活性化するといいでしょう。ただし、内転筋の中にはO脚になりやすい筋肉もあり、緊張させるとやはりO脚の原因になるので注意。硬くするのではなく活性化を。

マッスル探検

体の軸、内転筋《ないてんきん》

今回のマッスル探検は内転筋を探ってみます。内転筋は左図のようにいくつかの筋肉によってできていますが、各筋肉名まで詳細に知る必要はないでしょう（むろん筋肉マニアの方はひとつひとつ触れてみるのもいいですが）。

内転筋に触れるのに大事なものに、恥骨《ちこつ》があります。名前のとおり、ちょっと恥ずかしい場所にあるので、触れたことはあまりないと思います。恥骨に触れ、それから内転筋に触れてみましょう。

図12

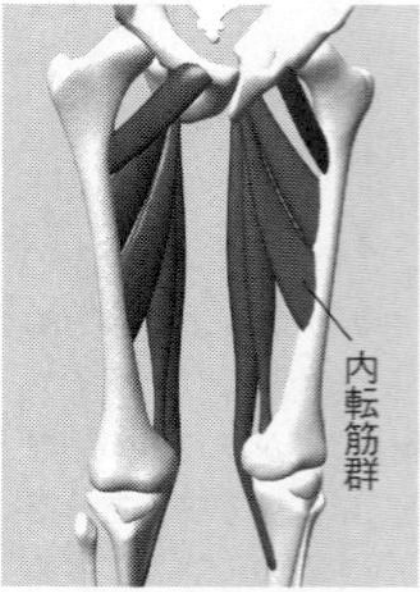

内転筋は恥骨と坐骨《ざこつ》の間にあるエリアから始まる。そして太腿の内側の上から下までという広い範囲に向かって伸びている五つの筋肉からなる。下半身における軸となる筋肉であり、立つ歩くなど足の多くの動きに関わっている。内転筋が硬くなると骨盤の前傾やX脚の原因にもなる

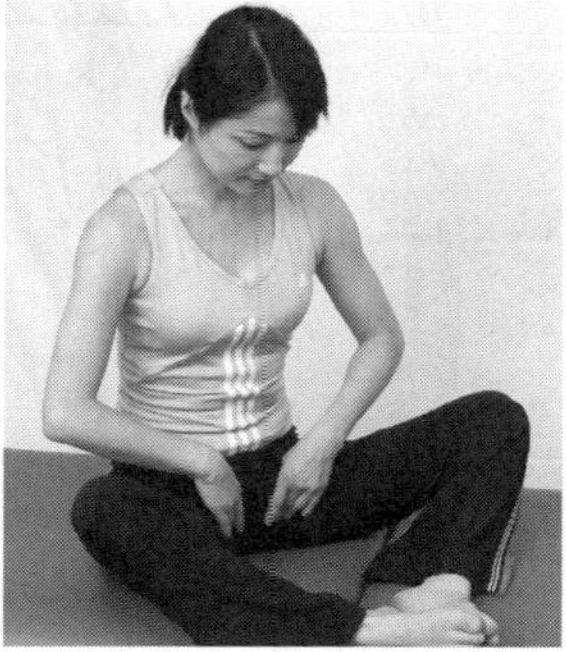

恥骨稜《ちこつりよう》に触れてみる

おへその下から指をゆっくり下ろしていくと硬い骨を感じる。生殖器の2、3cm上。この稜線が恥骨稜。ここと坐骨との間に内転筋群が付着するエリアがある

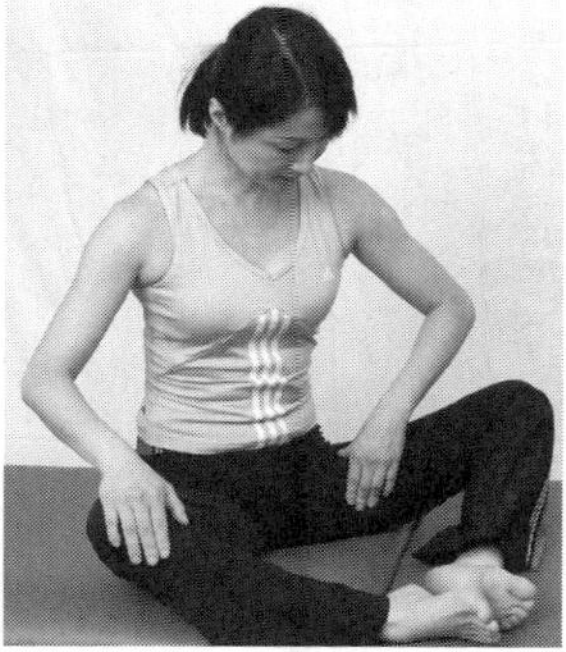

内転筋に触れてみる

太腿の内側に手を当てる。足（かかと）はつけたまま、膝《ひざ》を天井のほうに少し持ち上げる。硬くなるのが内転筋群

ステップ1　アウェアネス

ぶれない下半身で、強くしなやかに

内転筋を意識すれば、歩く姿も美しく

深層筋は、ふだんは意識しないパートです。まずは内転筋です。内転筋は下半身の体軸として非常に重要です。これを意識すると体がぶれにくくなり、歩く姿も美しくなるし、スポーツなどでもその効果を発揮します。最初のアウェアネスは内転筋を意識するところから始めましょう。

また、下半身の安定をつくり、上半身の自由さをつくる基礎は骨盤です。上半身の体軸である背骨は骨盤から出ていますし、下半身の体軸としての内転筋も多くは骨盤から出ています。骨盤は内臓の容器としてボウル（お鉢《はち》）のような形をしています。

骨盤まわり
アウェアネス
1

目をつぶって片足立ちで軸に気付く

自分の体軸がしっかりしているかどうかを
片足立ちでチェックしてみましょう。
目も閉じて行ないます。

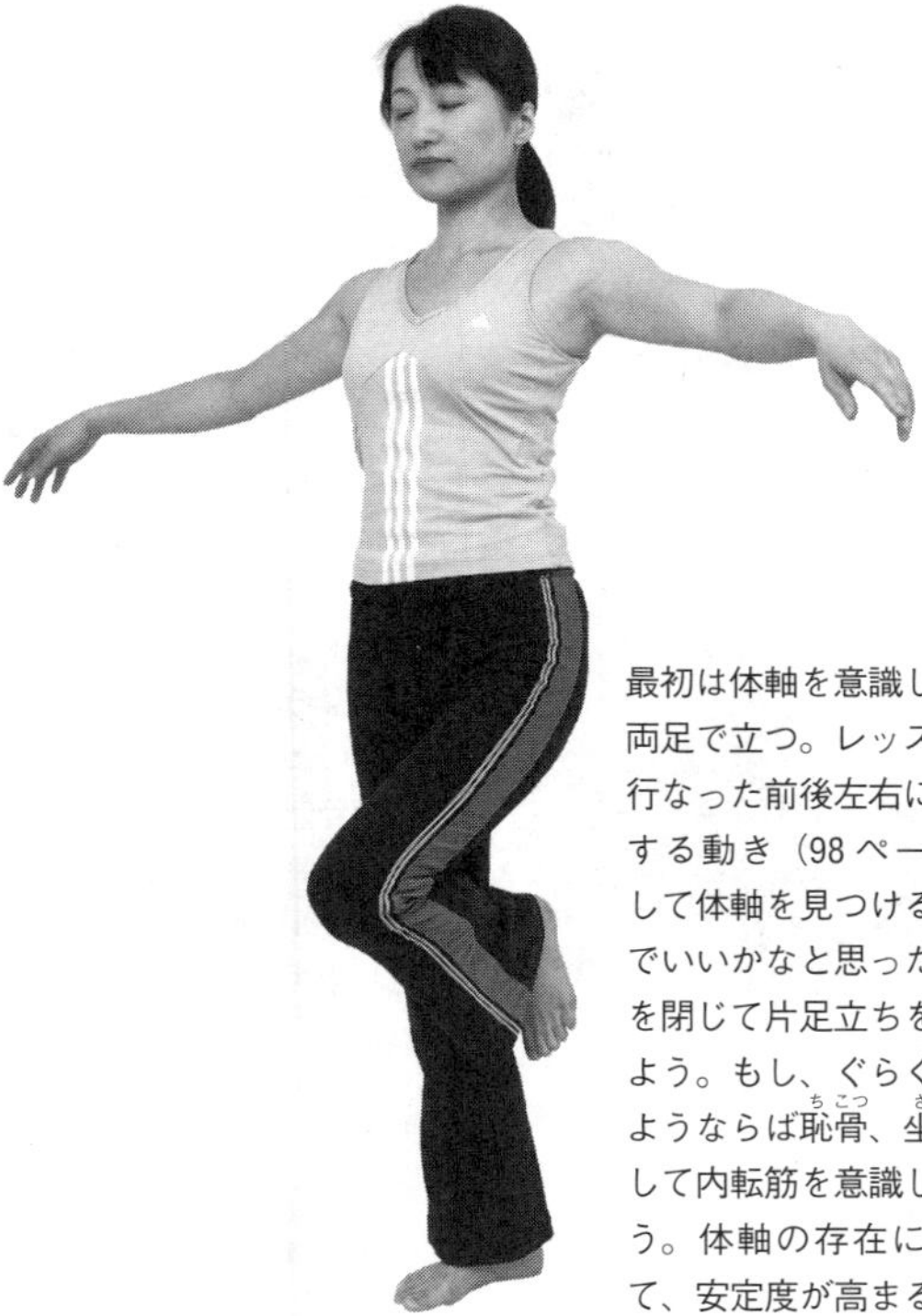

最初は体軸を意識しながら両足で立つ。レッスン2で行なった前後左右に体を揺する動き（98ページ）をして体軸を見つける。これでいいかなと思ったら、目を閉じて片足立ちをしてみよう。もし、ぐらぐらするようならば恥骨《ちこつ》、坐骨《ざこつ》、そして内転筋を意識してみよう。体軸の存在に気付いて、安定度が高まるはずだ

骨盤まわり
アウェアネス
2

正座で骨盤底《こつばんてい》を意識してみる

正座は骨盤底を意識するには最適の座法です。
両坐骨と恥骨の三点によって作られる
骨盤底を意識してみましょう。

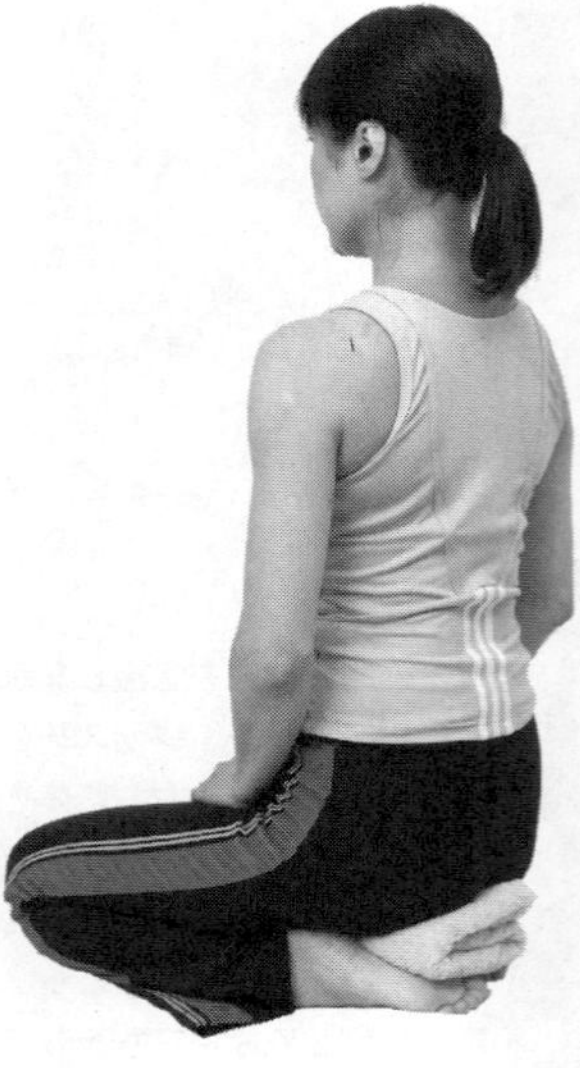

日本古来の座法である正座で、骨盤底を意識しよう。膝《ひざ》はちょっと開いて正座。両足のかかとで坐骨を感じ、そして体の前面で恥骨を感じる。そしてこの三つの点によって作られる三角形の骨盤底を意識してみよう。写真のように骨盤の下にタオルを敷くと、より意識しやすくなる

骨盤まわり
アウェアネス
3

O脚とX脚をチェックする

自分の姿を写真に撮ったり、あるいは鏡で見て、
O脚、X脚をチェックし、
筋肉との関係を理解しましょう。

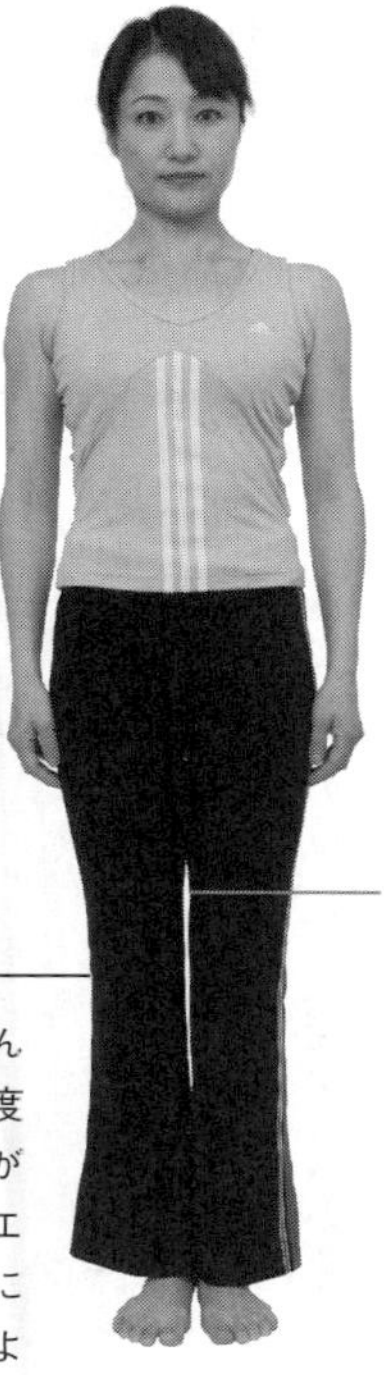

O脚は腸脛じん帯をゆるめます

O脚の場合は腸脛じん帯や大腿二頭筋《だいたいにとうきん》が過度に緊張している場合がある。レッスン3のエクササイズ8を参照に腸脛じん帯をゆるめよう（逆の場合もある）

X脚は内転筋をゆるめます

レッスン2でもO脚、X脚を見てみたが、今回のレッスンでは内転筋と腸脛《ちょうけい》じん帯とのバランスによってO脚、X脚になってしまう構造を学んだ。X脚ならば内転筋が過度に緊張している場合がある。本レッスンのエクササイズ15で内転筋をゆるめよう（逆の場合もある）

ステップ2　ロルフィングエクササイズ

骨盤まわりの深層筋をゆるめて活性化

ロルフィングエクササイズ12　骨盤底を意識「バランスボールで骨盤ゆらし」

骨盤底は、ふだんはなかなか意識できませんが、バランスボールを使って骨盤底を意識してみましょう。バランスボールの上に座ると、その重みに反発する下からの力が骨盤底にかかります。その力を骨盤底で感じてみましょう。

ボールの動きに逆らわずに骨盤を前傾します。手で補助するとラクにできます。前傾をすると骨盤の前部分、恥骨《ちこつ》のあたりを意識することができます。内臓も前に移動したような感じがするでしょう。それにつれて腰のあたりにも気持ちよい緊張を感じるかもしれません。次は骨盤を後傾します。今度は骨盤の後ろ部分、坐骨《ざこつ》や仙骨《せんこつ》、尾骨《びこつ》も意識できるかもしれません。腰の筋肉がリラックスします。

ロルフィング
エクササイズ
12

バランスボールで骨盤ゆらし

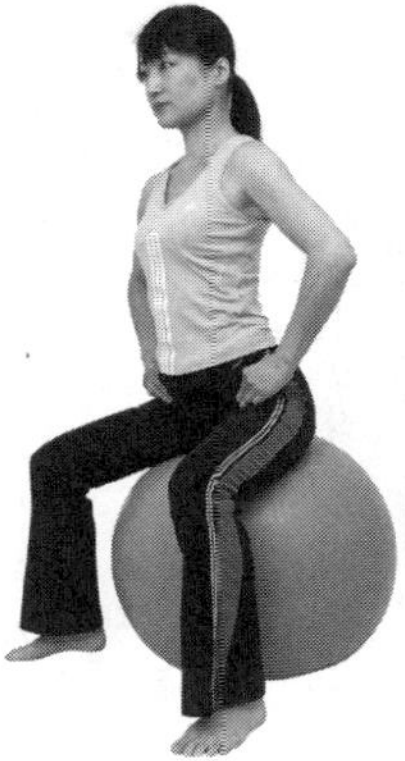

骨盤を前傾

骨盤底を意識してボールに座る。人差し指と親指の腹でＶの字を作って骨盤を支える。ボールの動きに合わせて骨盤を前傾させてみよう。恥骨のあたりを感じることができるだろう

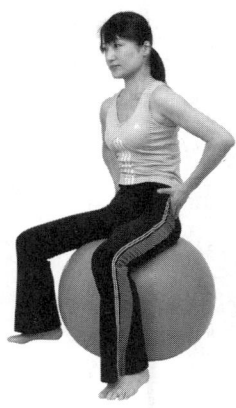

骨盤を後傾

次は骨盤を後傾させる。今度は坐骨や仙骨、尾骨を感じる。このときも骨盤底の意識は持ち続ける。これを繰り返す

※バランスボールがない場合は、イスの上にたたんだバスタオルを置いて代用

ロルフィング
エクササイズ13

横隔膜呼吸をさらに深くする「バランスボールで骨盤底呼吸」

レッスン1で行なった横隔膜呼吸をさらに深くする骨盤底呼吸のエクササイズをしましょう。

息を吸うときに横隔膜が下がり、お腹《ふく》が膨らむのが横隔膜呼吸でした。骨盤底呼吸はそれに、骨盤底の横隔膜（骨盤底隔膜《こつばんていかくまく》）も連動します（80ページ図6）。息を吸うときに横隔膜も骨盤底隔膜も下がり、吐くときに両方が上がります。

横隔膜に骨盤底が連動する感覚を、バランスボールを使った骨盤底呼吸のエクササイズでつかみましょう。

横隔膜呼吸をしながら深い息を吸うと、骨盤底がバランスボールを押すのを感じるでしょう。息を吐くと、今度はボールの圧力で骨盤底が押されます。

これを何度か繰り返しながら、横隔膜に骨盤底が連動する感じをつかんでください。

両足はしっかりと床につけておきます。

ロルフィング
エクササイズ
13

バランスボールで骨盤底呼吸

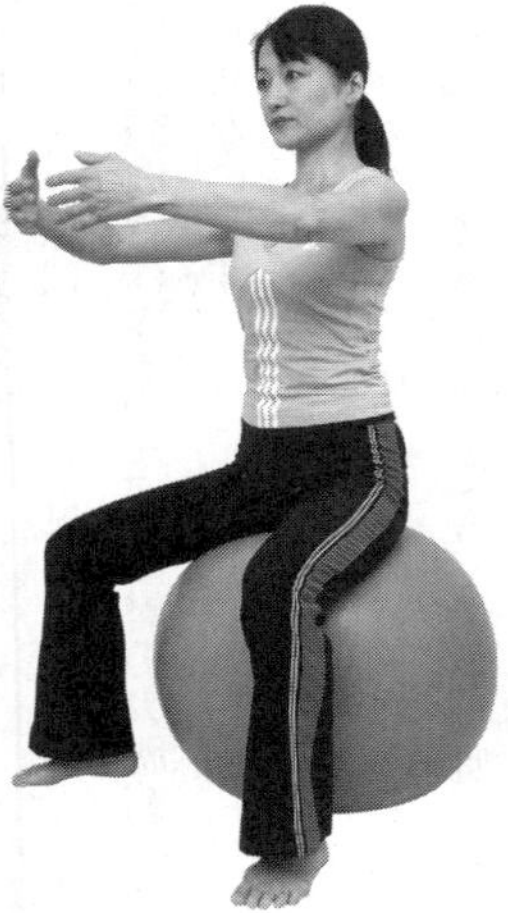

骨盤底を意識してボールに座る。月を抱くようなイメージで両腕を広げる。息を吸うときに指と指の間がやや広がり、吐くときに閉じる。この呼吸を何度か繰り返したら、次は横隔膜呼吸をしよう（81ページ）。息を吸うときに横隔膜が下がり、吐くときに上がるイメージを持つ。次いでそれに骨盤底も連携するのを感じる。息を吸うときに骨盤底がボールを押し、吐くときに戻る。この呼吸を繰り返し、手、横隔膜、骨盤底の連携を感じよう

※バランスボールがない場合は、イスの上にたたんだバスタオルを置いて代用

ロルフィング
エクササイズ14

大腰筋活性化《だいようきん》に最適「すり足エクササイズ」

能のすり足は大腰筋を活性化するのに最適のエクササイズです。しかし、正しく行なわなければ大腰筋の活性化にはなりません。そのときに重要なのが「内転筋《ないてんきん》」です。内転筋をしっかりと意識したすり足をしていると、歩いていても体がぶれません。それは脚の表層の筋肉ではなく、体の深層の大腰筋が使われているために、体の芯から歩けているためなのです。

大腰筋の詳細については次レッスンでお話ししますが、大腰筋は腿の内側である小転子《しょうてんし》についています。ですから、腿の内側にある内転筋が意識できていないと、いくら大腰筋エクササイズを行なっても、結局は脚（特に腿《もも》）の筋肉しか使えていないということになってしまいます。

ここで大切なことは内転筋を鍛えるのではなく、内転筋を意識することです。そのために内転筋のある腿の内側にタオルを挟んで、すり足で歩いてみましょう。タオルを落とさないようにとか、そういうことは考えないほうがいいでしょう（歩き方が固くなります）。ただ、内転筋を意識してすり足をします。

ロルフィング
エクササイズ
14

すり足エクササイズ

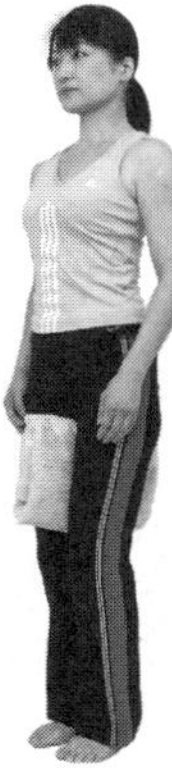

1 タオルを挟んで内転筋を意識

股の間にタオルを挟んで内転筋を意識。両足裏はしっかり床面とコンタクトし、両膝はゆるめて立つ。上半身はゆったりと

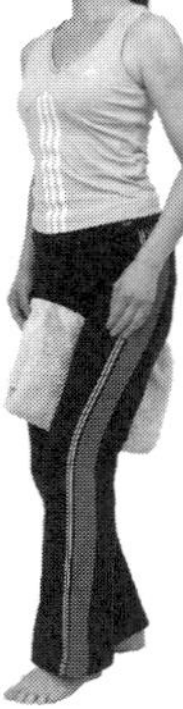

2 足裏で床をするように左足を静かに前に出す

内転筋を意識したまま、足裏で床をするように左足を静かに前に出す。しかし足をすることを意識するのではなく、股関節を支点にして腿が前に出て、それによって自然に足がすれるのが理想的。そのときも腿の内側、内転筋を意識する

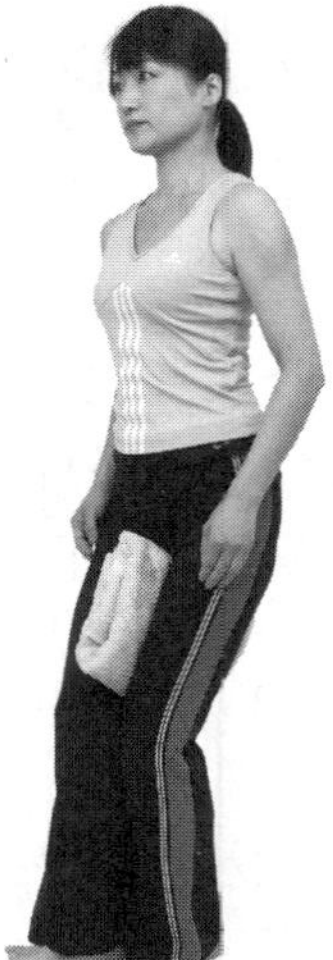

3 右足を前に出す

次は右足を前に出す。この動き（すり足）を内転筋を意識して行なおう

ロルフィング
エクササイズ15

下半身の軸をしなやかに「バランスボールで内転筋ゆるめ」

内転筋はゆるめるのが難しい筋肉です。

ふつうにマッサージを受けに行っても、ほとんどのところでは内転筋をゆるめるなんてメニューはありませんし、あっても下手《へた》にされるとただ痛いだけでよけい硬くなった、なんてこともよくあります。

内転筋は140ページ図12のように恥骨《ちこつ》や坐骨から出ているために、人に触れられるのにも抵抗がありますし、自分で触れるのも難しい筋肉です。

ここで紹介するバランスボールを使う内転筋をゆるめるエクササイズは、誰もがラクに内転筋をゆるめることができるエクササイズです。

ボールの上に座って坐骨を意識します。そして両手の指で恥骨の下の両側に触れます。これは正確でなくてもかまいません。そして内転筋をイメージしながら、ゆっくりとボールを前後にゆらします。内転筋も恥骨周辺も緊張しやすい箇所なので、静かな音楽でもかけながらリラックスして行なってください。

ロルフィング
エクササイズ
15

バランスボールで内転筋ゆるめ

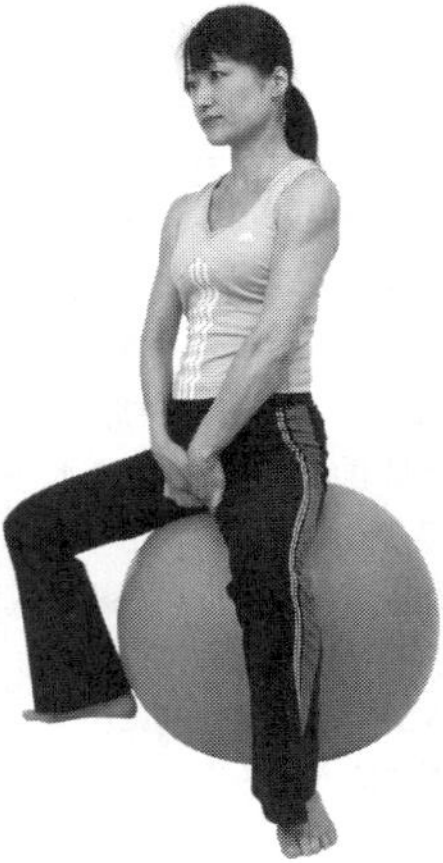

1 恥骨の下部に触れる

骨盤底を意識してボールに座り、マッスル探検で見つけた恥骨の下部に触れる。このあたりから内転筋は伸びている。それを意識しながら骨盤を前傾させる

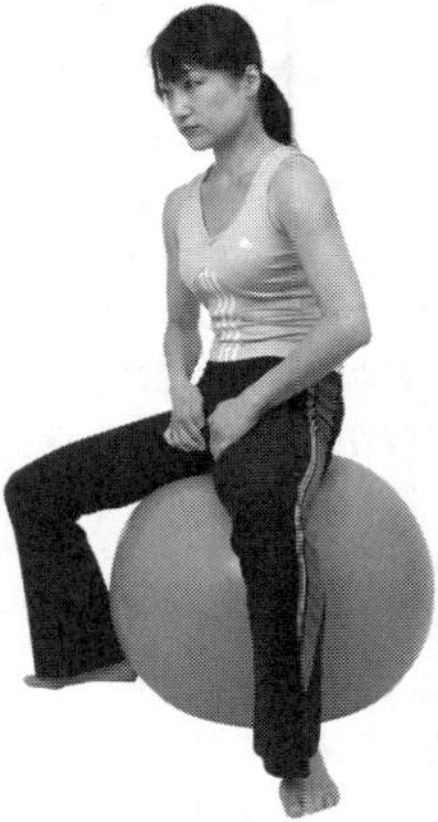

2 骨盤を前傾、後傾させる

次に骨盤を後傾させる。内転筋をしっかりとイメージしながら骨盤の前傾、後傾を繰り返す。何度か繰り返しているうちに内転筋がゆるむのを感じるだろう

※バランスボールがない場合は、イスの上にたたんだバスタオルを置いて代用

日常生活でロルフィング

電車で内転筋を活性化

イスで骨盤を意識! 頭すっきり

座って行なう。イスの上にタオル（バスタオルくらいの大きさがいい）を置き、その上に座る。膝《ひざ》よりもお尻が少し高くなるくらいがいい。仙骨《せんこつ》が立ち、背筋が伸び、坐骨《ざこつ》や恥骨《ちこつ》周辺の存在を感じる。両足裏にはやや体重がかかるが、両足裏にかかる重さが同じになるように坐骨を軽く動かして調整する。足裏の力のバランスが調整できたら、次は意識を骨盤底《こつばんてい》に持っていき、骨盤呼吸をする。息を吸うと骨盤がイスの上のタオルに押し付けられ、同時に背筋は逆方向、すなわち上方向に伸びる。吐くと骨盤底がゆるむ。これをゆっくり繰り返す。頭がすっきりしてくる。

腰に負担がかからない! 楽々スタンディング

イスの座り方は上のエクササイズのとおり。まずどちらかの足を引き、反対の足を前に出す。足の親指、内転筋《ないてんきん》を意識し、足の親指で床を踏み込むよう、やや前上方を意識して、そこをめがけてすっと立つ。すなわち下半身の力は下へ向かい、上半身の力は上に向かう。この二方向のバランスをうまく使って立つと、腰に負担がかからない。

電車で体の軸、内転筋も活性化

106ページの「電車バランス」で、両足の親指に力を入れて立つ。そしてその力が、親指からふくらはぎの内側を通り、内転筋へと流れているのを感じる。内転筋電車バランスだ。内転筋は下半身の軸となり、そのまま背骨につながり、さらには頭頂にまで至っているイメージを持とう。足の親指から頭頂まで通っているのは、ゆらゆらと柔軟性のある一本の軸。電車のゆれが体の軸を伝わって、頭頂まで上がって来るのを感じる。ゆらゆらしているからこそ、ゆれに柔軟に対応でき、倒れにくいのを感じよう。

Lesson
5日目
5

お腹《なか》と大腰筋《だいようきん》を活性化

ぽっこりお腹や、膝《ひざ》痛などにも効果的

レッスン5では、最も重要な深層筋のひとつである大腰筋について学びます。

大腰筋は歩くにも走るにも重要な筋肉です。

また体の内外、前後、左右のバランスにも影響を与えるので美しいスタイルや姿勢にも重要な役割を果たします。

大腰筋が活性化されると美しく、ラクに歩けるようになるでしょう。

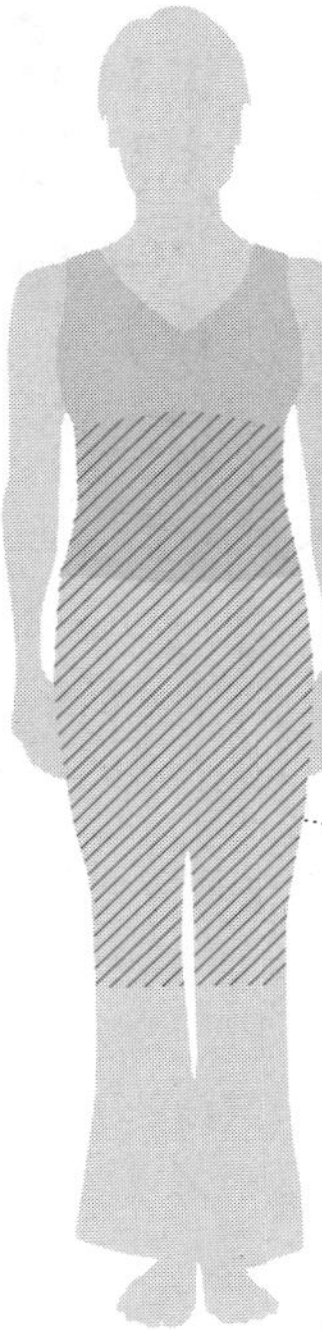

大腰筋を目覚めさせる

日本人にとって大事な「お腹」

今回のレッスンでリセットするのはお腹周辺の筋肉、特に大腰筋です。前レッスンのリセットの効果が落ち着きだったのに対して、お腹周辺がリセットされるとアクティブになり行動力が出てきます。また腹も据《す》わります。

日本人にとってお腹は、非常に重要な部位でした。昔の日本人にとって「心」というのはお腹にあり、それが清く正しいことを証明するためにお腹を切る、すなわち切腹という行為まで行ないました。

「ふん、馬鹿らしい、心は脳にあるに決まっているでしょ」などと冷笑しないでください。じつはお腹にも脳があることは洋の東西を問わず昔から言われています。

お腹にはたくさんの神経があります。それは特に私たちの運動に関連する神経で、東洋医学ではそれらを頭脳に対して「腹脳《ふくのう》」と言ったりしますし、英語でもガット・

ブレイン（Gut Brain）という表現を使ったりします。

たとえば危機的状況や焦《あせ》っているときなどは、頭で考えると間違った選択をしやすいのですが、お腹の脳を使って考えると、文字どおり腹の据わった選択ができるようになります。

さて、その腹脳の中心は丹田《たんでん》です。丹田、正確にいえば下丹田は臍《へそ》の下、三寸にあるといわれていますが、それは仙骨《せんこつ》の前側の位置にあたり、ここは人間のちょうど重心の位置なのです。神経、腹脳、重心とお腹はとても大切です。

また、今回のレッスンでは紙幅の関係で扱えませんが、じつは体のバランスを整えるのには、お腹の中にある内臓の位置というのも大切になります。内臓があるべき場所にちゃんとある、またずれていたらそれを整える、そんなボディワークもあります。

腹筋の鍛えすぎに注意

お腹で気になるのは、ぽっこりお腹です。

ぽっこりお腹をなんとかしようとして腹筋運動をする人がいます。でも、たとえば腹筋が全然ないのにお腹がすっきりしているモデルの人もたくさんいますし、どんなに一生懸命に腹筋運動をしても全然お腹がへっこまないという人もいます。

じつは、ぽっこりお腹と腹筋（腹直筋《ふくちょくきん》のことです）との関連はあまりないのではないか、と言われています。いや、それどころか腹筋を鍛えすぎると、ぽっこりお腹が解消しにくいという人もいます。

ロルフィングの創設者のアイダ・ロルフ博士は、大切なのは腹筋と大腰筋とのバランスだと言っています。

そして、行き過ぎた腹筋運動によって腹筋を硬くしすぎてしまうと、大腰筋と腹筋とのバランスが崩れてしまうと警鐘を鳴らしています。むろん腹筋を強くすることは悪いことではありません。しかし、「硬く」することと「強く」することとは違う。「硬く」してしまうと、もろくなり、さまざまな変化に対応ができません。「強い」ということは弾力（resilence）があり、順応性（adaptability）があり、そして安定性（stability）がある状態なのです。

また、腹筋を鍛えすぎると体は前に引っ張られますから、猫背になりやすくなったり（39ページ図1）、あるいはレッスン6で扱う脊柱起立筋《せきちゆうきりつきん》にも影響を与えて、腰痛などの原因にもなります。なにごともほどほどに。

むろん武道家や格闘家のように、殴られても平気になるように鎧《よろい》のような筋肉を身につけるならば話は別ですが、そうでない場合は腹筋の鍛えすぎは注意をしましょう。

それよりも、ふだんはほとんど無視をしている大腰筋を活性化させるようにしたほうがいいでしょう。

大腰筋を目覚めさせる「足ブラエクササイズ」

大腰筋は近年、非常に人気のある深層筋です。

ロルフィングでは大腰筋の重要性を五〇年以上前から述べてきましたし、中国の古典である『易経《えききよう》』では三千年以上前から大腰筋の重要性が語られてきました（前著参照）。しかし、日本で大腰筋が注目されだしたのはつい数年前です。アスリートや元気な高齢者の研究から、大腰筋が発達している人はすごい運動能力を発揮するし、いつまでも元気だということがわかり、それ以来、非常に人気のある筋肉です。

ただし、大腰筋は体の深層にあるために意識することが難しい筋肉です。とはいえ、筋肉を活性化しようとするときは、ちゃんと意識をしたほうがいいので、まずは大腰筋を自分の体の中でイメージできるようにしましょう。

大腰筋の上部は背骨の前についています。背骨の前、プリバーテブラと呼んでいますが、まずそこをイメージします。そして、そこから伸びた大腰筋は、内臓の下をくぐり、骨盤を通り、腿《もも》の内側にまで伸びています。とても長い筋肉です。

大腰筋のような深層筋は「鍛える」ことはとても困難です。それは深層筋そのものを意識することが難しいために、深層筋を鍛えるエクササイズをしても、深層筋そのものではなく、同じ働きをする表層筋を鍛えてしまいがちになるからです。

たとえば大腰筋を鍛えようと思って、踏み台昇降や階段昇りエクササイズを行ない、大腰筋ではなく、腿の前側の筋肉を鍛えてしまっている人が多いのです。

自分がちゃんと大腰筋だけを鍛えているかどうかをチェックするには、そのエクササイズをするときに太腿の前側に触れてみるといいでしょう。そこがパンパンに張っていたら、それは大腰筋ではなく、腿の筋肉を鍛えていることになります。腿の筋肉をリラックスさせながら行なわなければ大腰筋を鍛えることにならないのですが、それはかなり困難だということはやってみればわかるでしょう。

しかし、悲観することはありません。

私たちは、ふだんほとんど深層筋を使っていないために、深層筋を「活性化」するだけで、深層筋を今までよりもずっと使えるようになるのです。

そして大腰筋を活性化するエクササイズがあとで紹介する「足ブラエクササイズ」です。これを数分行なうだけで大腰筋が活性化されます。

歩くのがラクになる「大腰筋ウォーキング」

大腰筋が活性化されると、まず歩くのがラクになります。足を前に出すという動きは、じつは股関節を支点にして、腿を上げる動きです。ふだんはこの動きを腿の筋肉を使って行なっています。腿の筋肉を使うと、それに連動してふくらはぎの筋肉も酷使することになるので、ただ歩くだけでも疲れてしまいます。

これは膝《ひざ》が曲がった状態でぴょこぴょこ歩く「膝下歩き《ひざしたある》」です。

それに対して大腰筋を使った歩行は颯爽《さっそう》とした「腰歩き」になります。大腰筋を使うことによって、腿を上げる動きを大腰筋に任せることができます。そうすると足全体をリラックスさせたまま歩行ができます。膝はリラックスした状態でゆったりと伸び、腰から足が出ているような感じで歩くことができます。とてもラクな歩行です（そのためには下肢が調整されている必要がありますが）。

しかも、まるでモデルのように格好いい歩き方になるのです。

じつはこの大腰筋ウォーキングの最もいい練習方法は、レッスン4で行なったすり足です。レッスン4を参考に大腰筋を意識してすり足を行なってみてください（もっと詳しいことは前著参照）。

5日目 ここまでのまとめ 体探求Q&A

Q.1 お腹《なか》のくびれを作るために重要な筋肉は腹筋。○か×？

A ×。大腰筋。お腹が出ている一番の原因はもちろん脂肪。それは筋肉を鍛えても改善されません。筋肉という観点からお腹のくびれを見ると、最も大切なのは大腰筋です。大腰筋がゆるみすぎていたり、あるいは緊張して短くなっていると骨盤の傾きを生み出し、ぽっこりお腹を作ってしまいます。大腰筋とお腹をへっこませようと思って腹筋運動をするのは、あまり意味がないどころか、大腰筋の働きを制限してしまい、よけいぽっこりお腹になるかも。

Q.2 大腰筋を活性化するのに、邪魔する筋肉は何？

A 腹筋。正確には腹直筋《ふくちょくきん》。ロルフィングの創設者であるアイダ・ロルフ博士は、腹直筋は大腰筋の拮抗筋《きっこうきん》（正反対の働きをする筋肉）だと言っています。解剖学的にはまったくそうだとは言い切れないのですが、機能的にいうとまさにそのような働きをします。腹筋を鍛えすぎてしまうと大腰筋が使えなくなってしまいます。

Q.3 腹筋は、どこからどこまでついている？

A 肋骨《ろっこつ》から恥骨《ちこつ》まで。お腹にある筋肉というイメージが強いのですが、上端は肋骨に始まり、下端は恥骨にまでついているという長い筋肉です。腹筋をゆるめるには、肋骨と恥骨の付着部にアプローチするのが最も効果的です。

マッスル探検

内臓の奥にある大腰筋《だいようきん》

今回のマッスル探検はいよいよ大腰筋を探検します。大腰筋は内臓の奥にある筋肉です。むろん直接触れることはできません。内臓の奥の筋肉の動きを通して感じてみましょう。触れるほうも触れられるほうもリラックスして行なうことが大切です。

なお、ロルファーはもっとアプローチしやすい部分（鼠径部《そけいぶ》近く）を触れますが、そこは血管や神経が通っていて危険なので本書では紹介しません。

図13

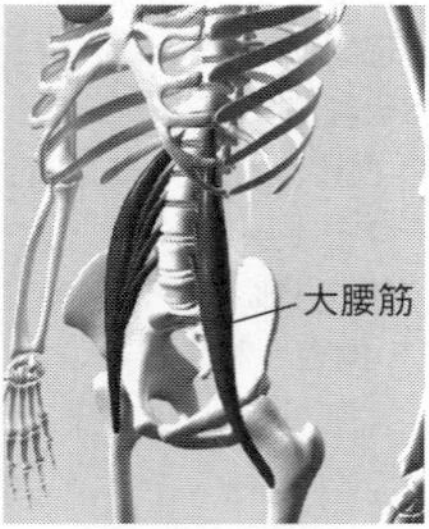

大腰筋は背骨の前から始まり、太腿の内側まで延びる長い筋肉。内臓の奥にある。大腰筋は背骨の前、すなわちプリバーテブラから始まる

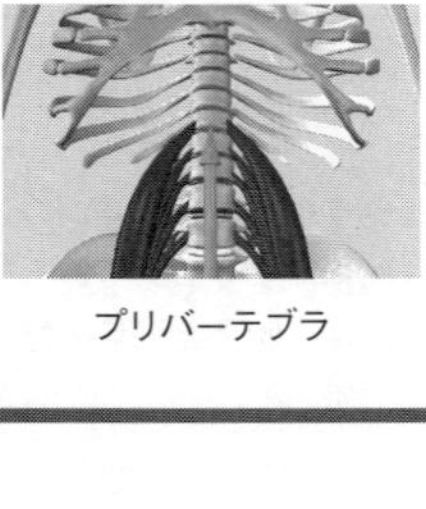

プリバーテブラ

腹直筋《ふくちょくきん》(腹筋)に触れてみよう

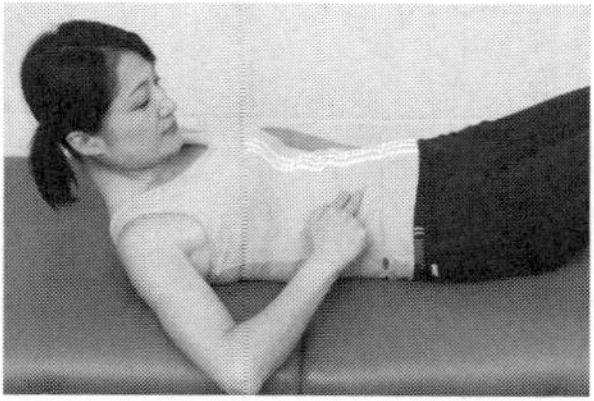

仰向《あおむ》けの状態で、へそを見るつもりで頭を起こす。腹直筋がお腹《なか》から浮き上がって見える。腹直筋はいくつかのブロックに分かれているので、ブロックや腹直筋の左右上下の端を探す。上は肋骨《ろっこつ》から、下は恥骨《ちこつ》までつながっている

大腰筋に触れてみよう

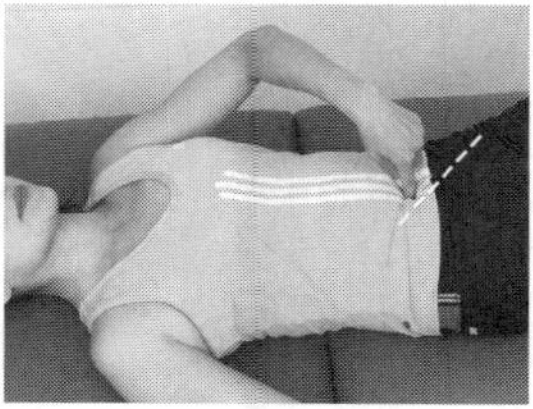

膝《ひざ》は立てて仰向け。へそと腰骨のでっぱりの真ん中へんに指を置く。息を吐くときに、やや背骨のほうに向かってゆっくりと指を沈め、これを繰り返し筋肉を感じたら、膝をほんの少し頭のほうに引き上げる（足はベッドにつけたまま引きずるように)。指の先のほうで硬くなるのを感じる

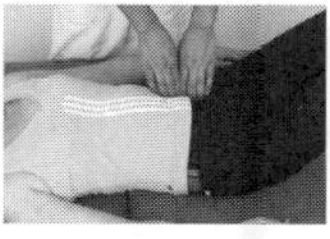

内臓や血管に注意しながらゆっくりと、不快感や苦しさを感じていないかを確認しながら触る。また血管のどくどくを感じたら、それをよけるか、ゆっくり手を放す

ステップ1 アウェアネス

大腰筋はどこにある?

深層筋イメージの強い味方「プリバーテブラ」

深層筋はイメージをすることが大切ですが、なかなかイメージしにくいのも事実です。特にイメージしにくいのが、大腰筋の上部の付着部である「背骨の前側」、プリバーテブラ(164ページ図13)です。プリバーテブラをイメージする手っ取り早い方法としては、実際に解剖された人体の切断面を見るのがいいのですが、それはなかなか難しいので、イラストと水を使ってプリバーテブラをイメージする練習をしましょう。

そしてプリバーテブラがイメージできたら、そこから出ている大腰筋を、しっかりと自分の体内でイメージできるようにしてください。また大腰筋は骨盤の傾きにも関係しますので、骨盤の前傾、後傾もチェックしましょう。同時に、歩き方の観察をすると、大腰筋を使った歩行がどのようなものかをイメージすることができます。

大腰筋
アウェアネス
1

水を飲んで
プリバーテブラをイメージ。
大腰筋の始点をつかむ

水を飲んで、背骨の前側、プリバーテブラを
イメージしましょう。
水が食道を落ちていくのを感じます。

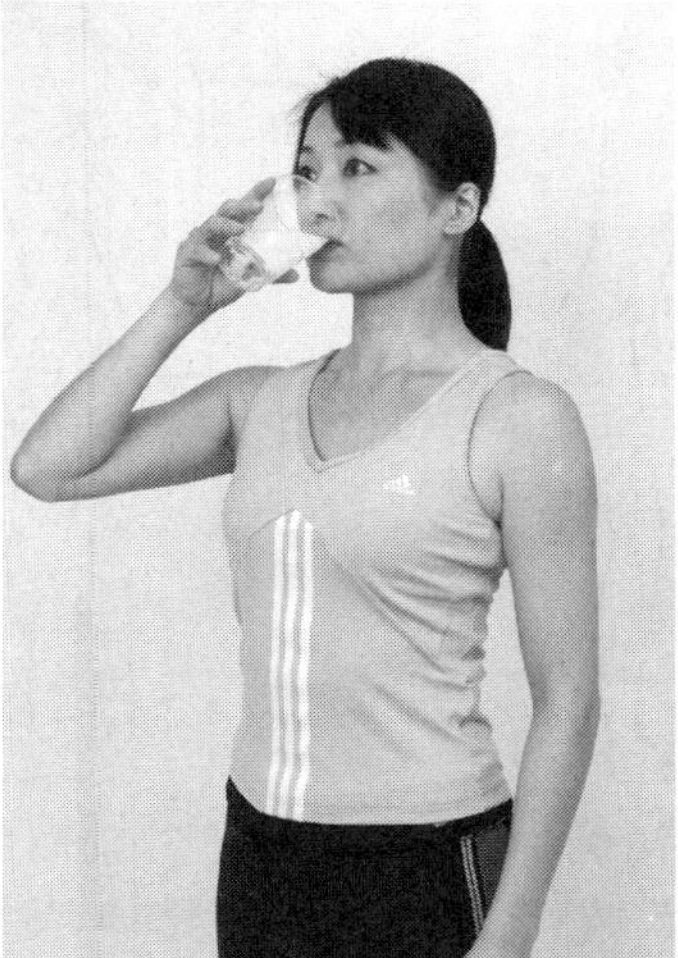

水（本当はちょっとどろっとした液体のほうがいい）をゆっくり飲む。その液体が食道を通って下に落ちていくのを感じよう。食道は背骨の前側にある。食道の少し奥をイメージする。そこが背骨の前、プリバーテブラ。その腰寄りのところから大腰筋は始まっている

大腰筋
アウェアネス
2

骨盤の傾きをチェック

自分の骨盤の傾きをチェックしてみましょう。
手で骨盤を支えながら前傾・後傾してみます。
動かしやすいのはどちらでしょう。

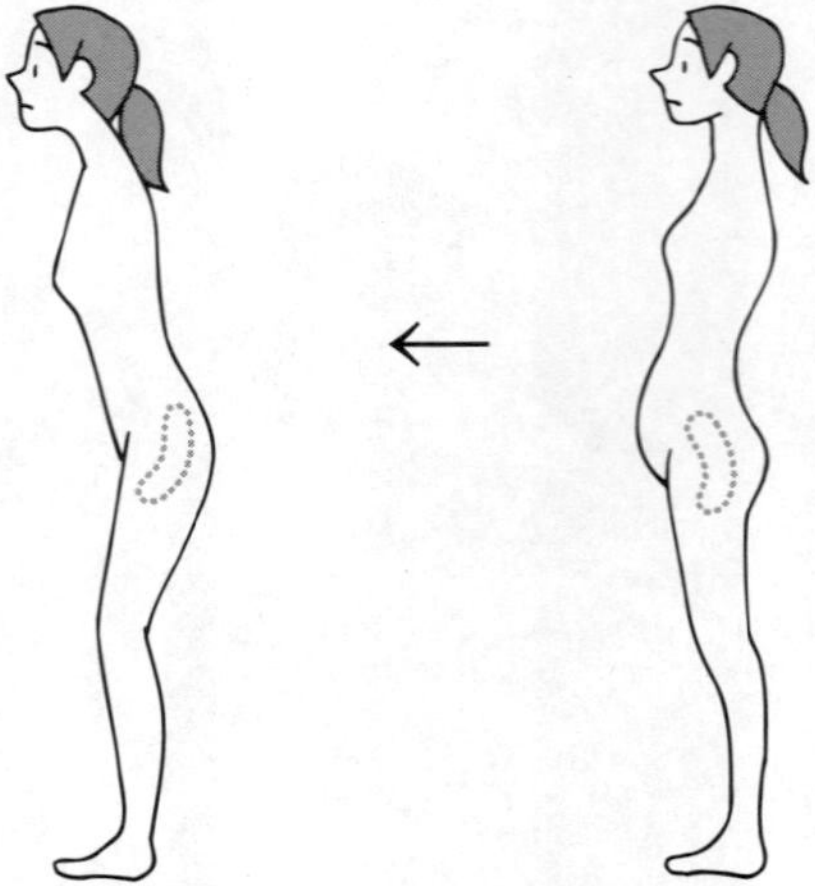

骨盤を後傾させてみる

手で骨盤を支えながら後傾をしてみよう。前傾と比べてどうだろう。こちらがラクだったら、あなたの骨盤は後傾している可能性が大きい

骨盤を前傾させてみる

手で骨盤を支えながら前傾をしてみよう。後傾と比べてどうだろう。こちらがラクだったら、あなたの骨盤は前傾している可能性が大きい

大腰筋
アウェアネス
3

歩き方を観察してみましょう

道行く人の歩き方をチェックしてみましょう。
腰から歩いている人、膝から下だけで
歩いている人、いろいろな歩き方があります。

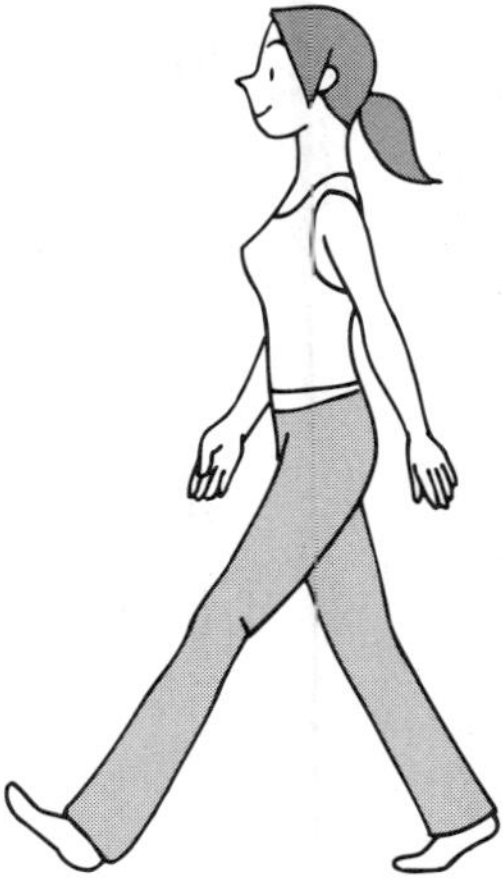

腰から歩き

なかには腰から脚が出るようにして歩いている人たちもいる。颯爽《さつそう》と風を切って歩く姿は美しい。腰やお尻の動きにも注目してみよう。膝下歩きと何が違うだろうか

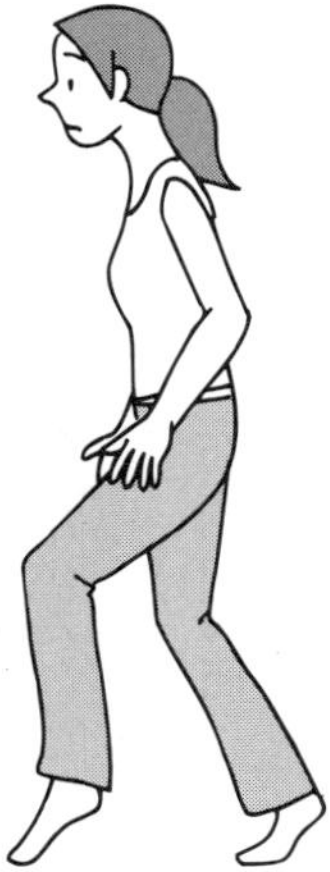

膝下歩き

オープン・カフェなどに座って、道行く人の歩き方をチェックする。多くの人は膝から下だけで歩いていることに気付くだろう。これは脚が疲れる歩き方

ステップ2　ロルフィングエクササイズ

大腰筋を活性化すれば、歩き方も変わる！

ロルフィングエクササイズ16

脚を振るにつれて大腰筋が伸びていく「足ブラエクササイズ」

大腰筋のような深層筋は「鍛える」ことはとても困難です。

大腰筋を鍛えるエクササイズとして一般的な踏み台昇降や階段昇りなどは、理論的には確かに大腰筋を使ってはいるのですが、しかしよほどしっかりした指導者のもとで行なわないと、深層の大腰筋ではなく表層の腿《もも》の筋肉で行なってしまいがちです。そうなるとどんなにエクササイズをしても、大腰筋はほとんど鍛えられず、ただ腿だけが太くなるということにもなってしまうおそれすらあります。

しかし、私たちはふだん大腰筋をほとんど使っていません。ですから、ただ大腰筋を活性化するだけで、ふだんの数倍使えるようになるのです。

大腰筋活性化のためのとても効果的なエクササイズ、「足ブラエクササイズ」をしましょう。

やり方は簡単。踏み台の上に片足を乗せて、もう片方の足をぶらぶらさせるだけです。

このエクササイズを成功させるためのコツがふたつあります。ひとつは小さな動きでゆっくりと行なうこと。反動で動かしたり、鍛えようと思ってのやりすぎには注意してください。逆効果になることもあります。もうひとつは大腰筋を体の中で、しっかりとイメージすること。体のどこからどこに向かってついているかを実感してください。そして、足の動きに従って、大腰筋が活性化され、伸びていくのをイメージして行ないます。

片足が終わったら歩いてみます。大腰筋を活性化したほうの足だけが長くなったり、あるいは軽くなったりしているのを感じるでしょう。両足を行ない、違和感がなくなったら、腰の大腰筋の付着部から足が出ているようなイメージで歩いてみます。今までと違った歩き方になっているでしょう。

ロルフィング
エクササイズ
16

足ブラエクササイズ

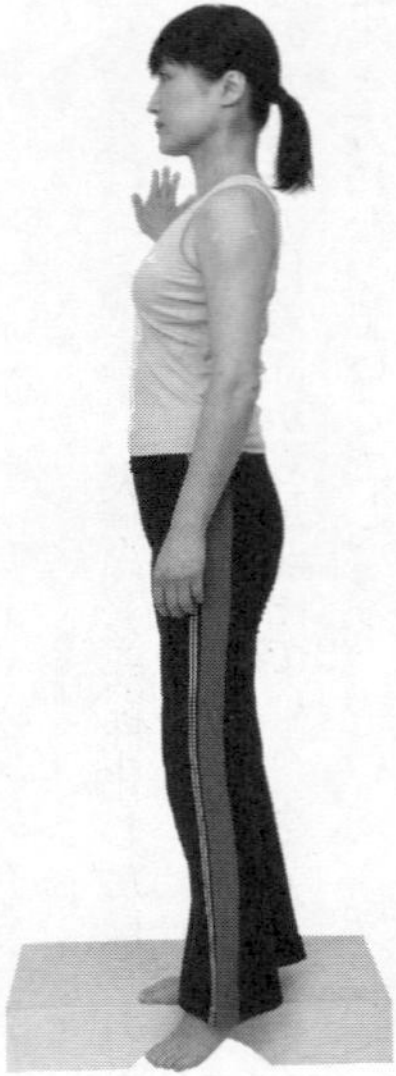

1 片足で台の上に乗る

片足で台の上に乗る。もう片足はブランと。骨盤は水平に、そして手を壁などに置いて体を支える

←

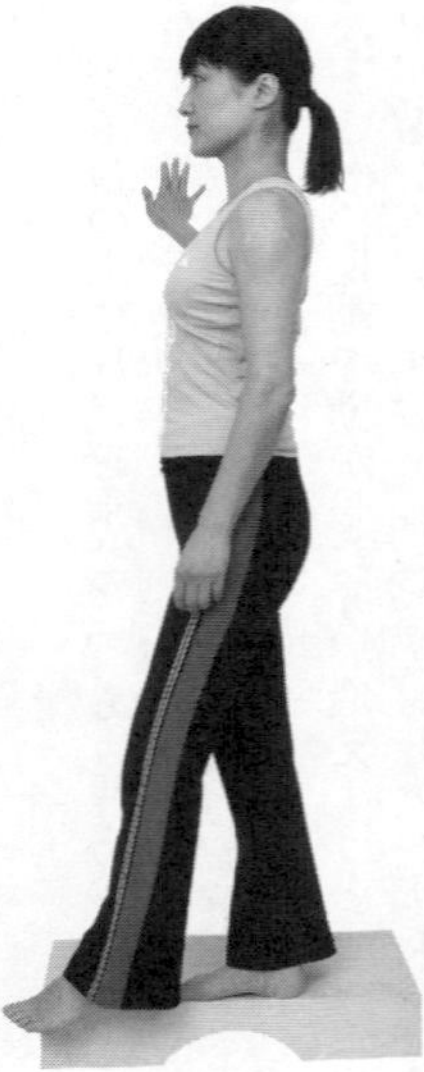

2 ゆっくり、静かに脚を振る

股関節から脚を振るつもりで、ゆっくり、静かに脚を振る。大きく振ると逆効果

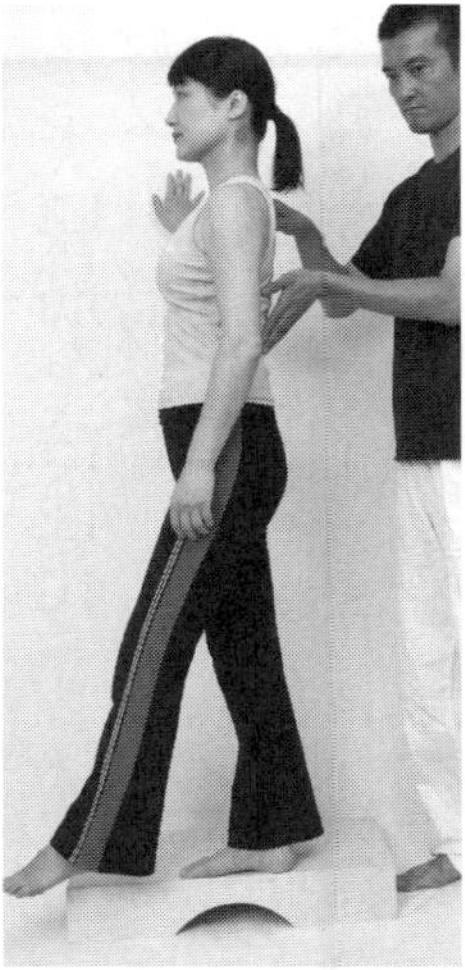

補助してくれる人がいたら、脚の動きに合わせて大腰筋の付着部を押してもらおう。よりイメージしやすくなる

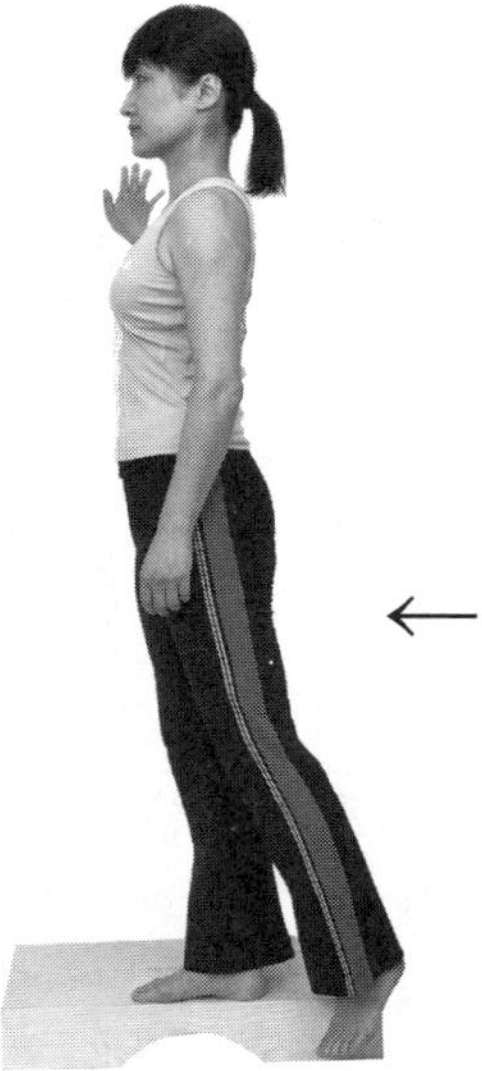

3 大腰筋が伸びて活性化されるのをイメージ

脚の動きにつれて大腰筋が伸びて活性化されるのをイメージする。数分やったら歩いてみよう。行なった脚だけが伸びている

ロルフィング エクササイズ17 歩くだけで大腰筋を活性化「歩くだけストレッチ」

歩いていてなんとなくダルい。歩き方が格好悪くなっていることに気付く。そんなときに「大腰筋を活性化させたい」と思います。でも、踏み台がなければ足ブラエクササイズはできません。しかし、このエクササイズは、歩きながら大腰筋を活性化することができます。

やり方は簡単。歩行は、地面に着く「着地」と、地面を蹴《け》る「蹴り」で構成されています。「着地」はしっかりとかかとから行ないます。これは歩行の基本。

このエクササイズで注目したいのは「蹴り」です。「蹴り」が地面から離れる時間をいつもよりほんのちょっと長くします。そしてそのときに親指を意識します。さらには親指からずっと脚の内側、内転筋と上がってきて、それが大腰筋につながっているのもイメージするといいでしょう。そして、親指が地面と接している時間に、大腰筋が伸びている、そんなイメージを持ってください。これで数十歩歩くと大腰筋が活性化されます。

ロルフィング
エクササイズ
17

歩くだけストレッチ

歩いているときに着地している時間をちょっと長くするだけで、大腰筋が活性化されます。

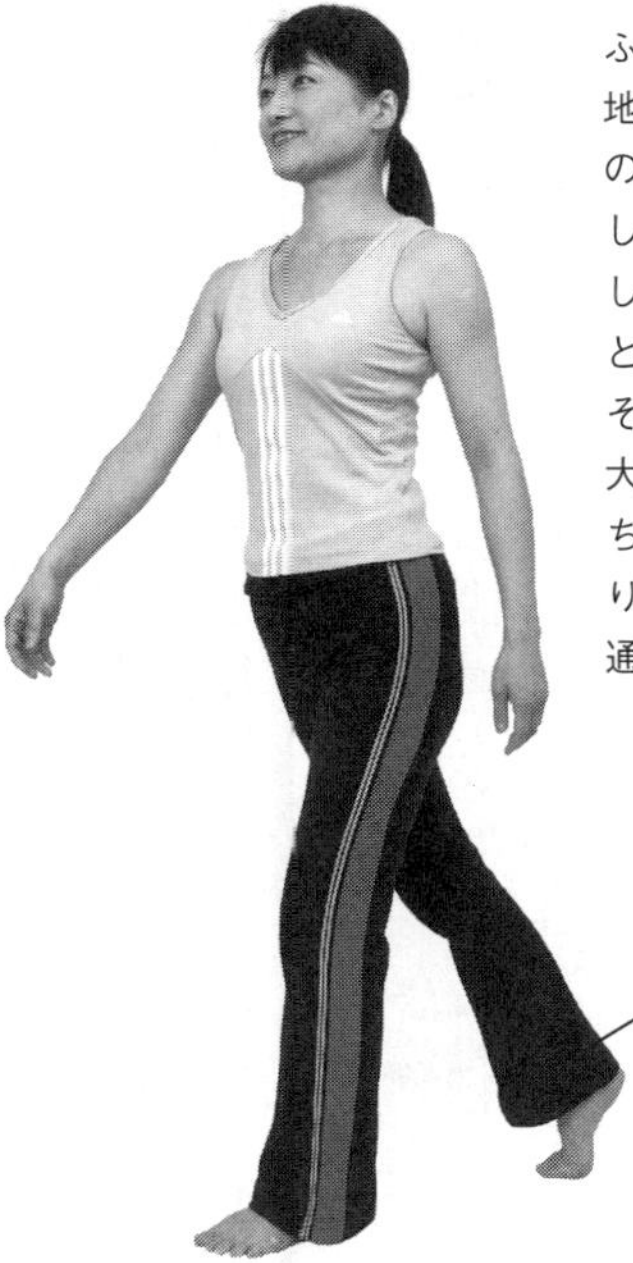

ふだんの歩行で、蹴るときに地面から足を離す時間をほんの少し遅らせてみよう。着地している時間を長くする。そして地面を蹴るときには親指と、それにつながる内転筋《ないてんきん》、そしてさらにそれにつながる大腰筋を意識する。これらをちょっとストレッチするつもりで蹴る。この歩行で通勤、通学をしてみよう

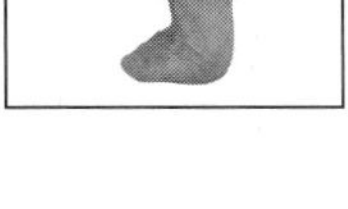

ロルフィング
エクササイズ18

大腰筋で脚をひっぱる「ヒールドラッグエクササイズ」

私たちの運動や動きは過去の身体記憶によって行なわれます。それをリセットするためにはふたつのことが必要です。ひとつはサトル・ムーブメント（小さな微《かす》かな動き）、そしてもうひとつは動きや筋肉をしっかりとイメージすることです。

ここで紹介する大腰筋の動きを引き出すエクササイズは、サトル・ムーブメントとイメージを使うことによって、表層の筋肉を極力使わず、深層の大腰筋によって脚を動かそうというエクササイズです。

最初はちょっと難しいかもしれませんが、何度かトライするうちに絶対にできるようになります。特に脚を鍛えるスポーツを行なっている人は難しいかもしれません。しかし、これができるようになると、脚の筋肉と大腰筋の両方が使えるようになります。あきらめずに挑戦してください。ただし、がんばるのはよくありません。気楽に。

ロルフィング
エクササイズ
18

ヒールドラッグエクササイズ

1 ベッドに横になり、片膝を立てる

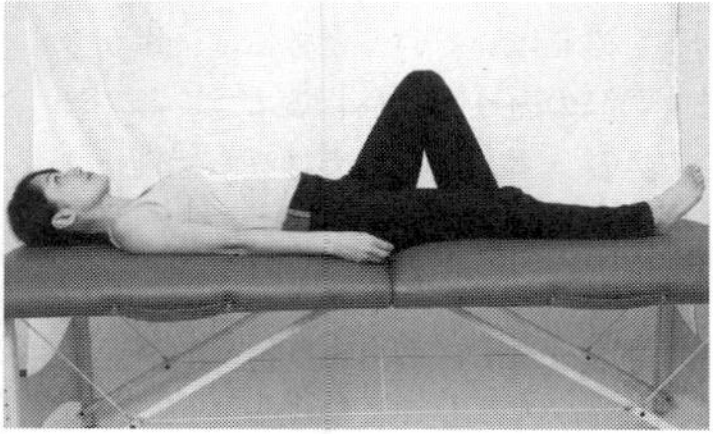

片膝を立ててベッドに横になる。背中、腰、お尻がベッドについているのを感じる。特に大腰筋の付着部がベッドについているのを感じよう

2 伸ばしているほうの脚を大腰筋で引き寄せる

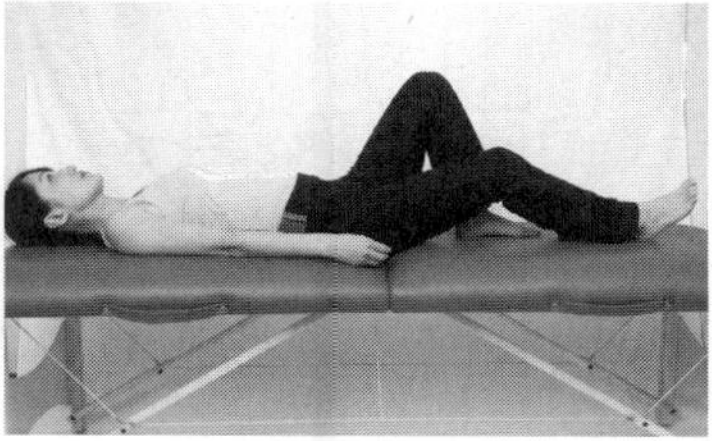

大腰筋の付着部あたりがベッドの上に広がるようなイメージを持ちながら、伸ばしているほうの脚をゆっくりと大腰筋で引き寄せる。このときに腿の筋肉はゆるめたまま。大腰筋が内腿を引っ張ってくるイメージで行なう

日常生活でロルフィング

面接でも効果発揮！ 大腰筋ラクラク活性術

隠れ大腰筋活性化ウォーキング

歩きながら行なう。人差し指から薬指までの三本で、鼠径部《そけいぶ》のすぐ上の真ん中あたりを軽く押す。そこは大腰筋の通り道。そこを押すと大腰筋が活性化される。そしてそのまま押し続けながら、大腰筋を意識して歩く。すると歩くだけで大腰筋が活性化される。ポケットのあるものをはいているときには、ポケットに手を入れてその中で大腰筋の通り道に触れるようにして歩くと、他人から奇異の目で見られず、しかも大腰筋も活性化される。

挨拶で大腰筋活性化

座って行なう。姿勢がよくなり、自信があるように見えるため面接で効果大。イスに座ったら、人差し指と親指のV字で鼠径部をおさえる。そして、そのまま深いお辞儀をする。起き上がるときには両足で床への力をかけ、上体はやや斜め上前方向に向かって起き上がる。これだけで大腰筋が活性化され、しゃきっとした姿になる。慣れれば鼠径部をおさえなくてもできるようになる。ただし、ふだんから練習をしておかないと、本番ではぎくしゃくしたものになりがち。

丹田を活性化

どこでもOK。座って行なう。古人がお腹《なか》にあると思っていた丹田。そこには確かに重要な神経や筋肉がある。それを活性化するためにはお腹がゆるんでいることが大切。ベルトやコルセットなどのお腹を締め付ける服装は必要なとき以外はつけない。浴衣でもいいから着物があればベスト。お臍《へそ》の下10cmくらいに小さな球体をイメージする。レッスン4の骨盤底呼吸（148ページ）をしながら、その呼吸によってお腹の玉が徐々に練《ね》られていくのを感じる。

Lesson

6日目

6

背骨と仙骨《せんこつ》を柔らかくする

背筋も伸びて、ラクな体に

レッスン6では背骨と仙骨およびその周辺の筋肉群のリセットを中心に学びます。仙骨の緊張をリセットし、適正化することによって背骨や骨盤も適正化し、さらには深いリラックス感も得られるようになるでしょう。

また背骨の柔軟性も引き出すエクササイズも用意しました。

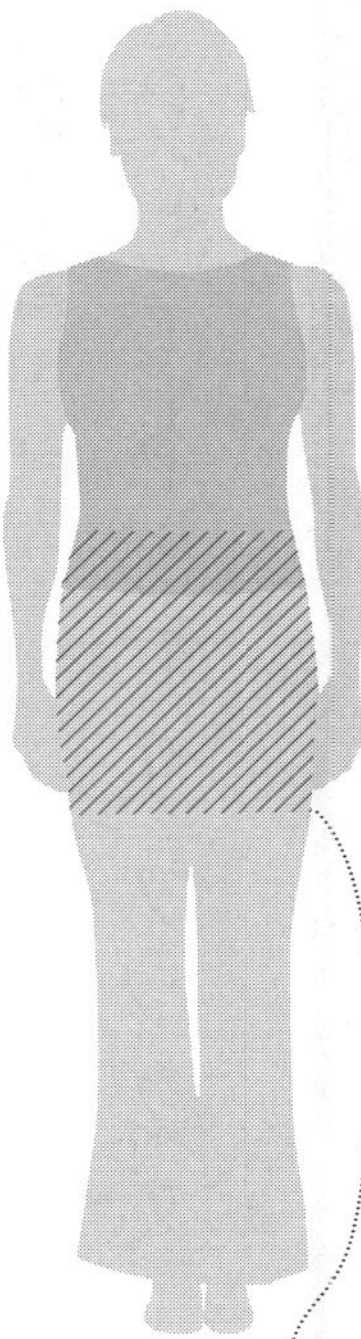

ここは背面。
背骨の下部と仙骨周辺を
リセットします

中心軸をリセットしてリラックス

美しい曲線を描く背骨と仙骨《せんこつ》

今回のレッスンでリセットするのは背骨と、その終点である仙骨周辺。ここがリセットされると体のしなやかさと深いリラクゼーションを感じられるようになります。体の中心軸を作るメインの構造は背骨です。そしてその中心軸は美しい曲線を描いています。

というわけで、本レッスンでは背骨や、その終点である仙骨周辺をリセットして柔《やわ》らかくするエクササイズをいくつか紹介していきます。それによって体の中を静かな波が動くのを感じるでしょう。

むろん私たちが扱えるのは筋肉や筋膜《きんまく》までです。椎間板《ついかんばん》や骨そのものにはアプローチできませんのであしからず。

ゆったりの決め手、仙骨

背骨を扱う前に、まず仙骨を見てみましょう。

レッスン1を日曜から始めて、毎日行なってくると今日は金曜日です。温泉やスーパー銭湯に行って、ゆったりしたいと思っている人も多いでしょう。

ゆったりの決め手となるのが、この仙骨です。

仙骨は骨盤を形成する骨の一部ですが、まずその名前がすごい。仙骨、すなわち仙人の骨です。英語でも「セイクラム（Sacrum）」すなわち「聖なる骨」という名を持っています。そして、その名のとおり、とても重要な骨なのです。

仙骨は骨盤の一部とはいえ、背骨の終点に位置するために、その緊張や歪《ゆが》みは背骨を歪めさせ、さらには体全体を歪めさせてしまいます。まず仙骨周辺の筋肉やじん帯をゆるめることによって、仙骨に自由さを取り戻してもらい、あとは仙骨自身の持っているホメオスティシス（恒常性＝元に戻ろうとする力）に期待しましょう。

仙骨は自分でゆるめることが難しいので、恋人やご家族にゆるめてもらうといいでしょう。仙骨をゆるめると副交感神経が働き出して、リラックス信号が出てきます。

体全体がゆったりしてきます。そして、多くの人が時ならずして眠ってしまうのです。

背筋を真っ直ぐ、仙骨リセット

仙骨の機能はゆったりだけではありません。仙骨が骨盤内でしっかりとその位置を占めることにより骨盤のアーチ構造がその機能を十分に発揮でき、ラクに背筋を真っ直ぐにすることができるようになります。

レッスン2でも触れましたが、アーチ構造は、建築構造上、最もすぐれた構造のひとつといわれています。上からの重量を外に逃がし、またそれだけでなく上へ延びる力も作り出すので、古代からアーチ橋や大聖堂の建築技法として使われてきました。そして、人体においてはそのアーチ構造が骨盤において見られます。

ただし、アーチ構造がその機能を十分に発揮するには、その下部の構造、すなわち脚と骨盤とがちゃんとしているということが前提になります。ですから脚に対するアプローチとして梨状筋《りじょうきん》に、骨盤に対するアプローチとして仙骨に、しっかりとワークすることによって、このアーチ構造が十分にその機能を発揮し、ラクに背筋を伸ばすことができるようになるのです。

立ち姿勢を維持する「脊柱起立筋《せきちゆうきりつきん》」は腰痛とも関連

私たちの立ち姿勢を維持する役割の筋肉を、脊柱起立筋といいます。脊柱起立筋は背骨についている筋肉ですが、たくさんの筋肉によってできています。この中でも最も重要な筋肉が多裂筋《たれつきん》と小後頭直筋《しょうこうとうちょくきん》です。

小後頭直筋は次のレッスンでお話ししますので、ここではまず多裂筋を見ておきましょう。じつは多裂筋はそれだけで本が一冊できてしまうくらいに重要な筋肉です。特に腰部においては重要な役割を果たします。レッスン3で腰方形筋《ようほうけいきん》を扱いましたが、腰部において不都合が生じた多裂筋は、腰方形筋とともに腰痛を引き起こすこともよくあります。

まずは185ページ図14のように背骨の一本一本に斜めについているということを覚えておいてください。ひとつひとつの多裂筋は、おのおの異なった神経系からの信号によって動きます。その性質がいいほうに働けば、柔軟な背骨の動きが引き出せるのですが、悪いほうに働くと、すぐに多裂筋のどれかに不都合が生じてしまうということになります。

ロルフィングのセッションでは、必要と思われる人には、この多裂筋をひとつひとつゆっくりとゆるめていくというワークも行ないます。

お尻にある深層筋、梨状筋《りじょうきん》

仙骨と背骨にアプローチして軸がしっかりしたあと、体の平衡を維持するのに重要な深層の外旋筋群《がいせんきんぐん》を扱います。

外旋筋群は、「群」という名のとおりいくつかの筋肉によって成り立っていますが、すべてお尻の深層にあるので、アプローチはなかなか難しい筋肉群です。本レッスンでは、その中でも比較的触れやすい梨状筋にアプローチしましょう。

ちなみに外旋筋群と内旋筋群を比べた場合、外旋筋群のほうが優位に働くので、ふつうに脚を前に投げ出したり、あるいは無意識に直立した場合は、足先は少し外に向

図14 立ち姿勢を維持する脊柱起立筋

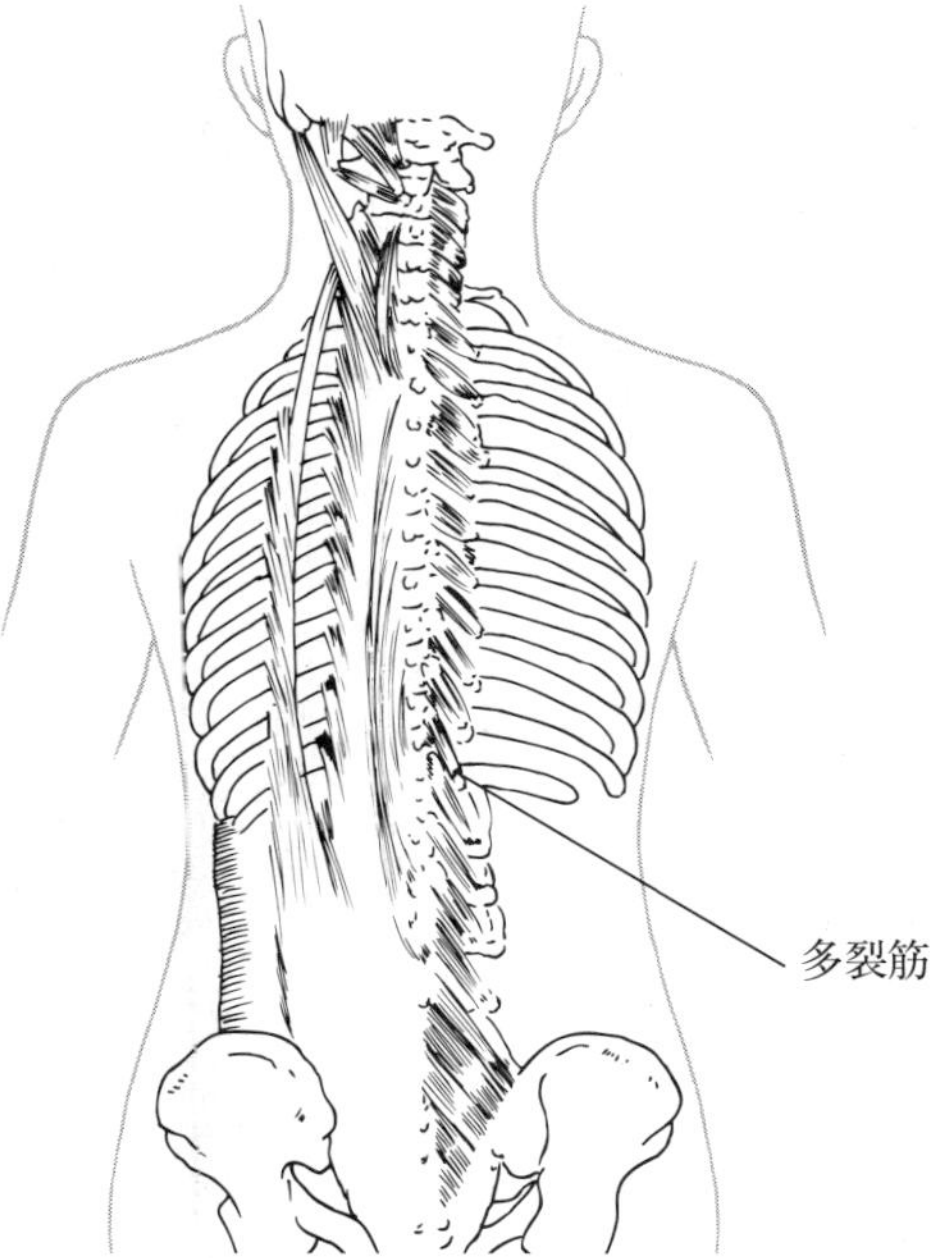

背骨についている脊柱起立筋はたくさんの筋肉からできている。
その中でも重要なのが、多裂筋と小後頭直筋

くのがふつうです。これは体の平衡を維持するのに重要なためにそうなっているのですが、「足が外に向くのは格好悪い」というので、無理やり内旋筋群を鍛えて足先を真っ直ぐにしようとすると体のバランスが崩れるおそれがありますので、注意してください。

ただし、外旋筋群が優位にあるということは、外旋筋群がやけに硬くなりすぎる可能性もあるということです。特に男性はこの傾向が強いので、本レッスンでは梨状筋をゆるめるエクササイズも紹介しましょう。

6日目 ここまでのまとめ 体探求Q&A

Q.1 仙骨《せんこつ》がゆるまるとリラックスをする。◯か×？

A ◯。仙骨の周辺は交感神経も副交感神経も走っています。仙骨がゆるまると、特に副交感神経が働いてリラックスするといわれています。その確証はありませんが、でも、確かに仙骨周辺を扱うロルフィング第6セッションでは、どんなに「起きていてください」とお願いしても、みなさん眠ってしまいます。

Q.2 梨状筋《りじょうきん》が硬くなっていると、内股になってしまう。◯か×？

A ×。梨状筋は足を外旋《がいせん》させる筋肉です。外旋とは腿《もも》の骨が外側に向くこと。すなわち、ガニ股で、内股とは逆です。足を外旋させる筋肉はお尻のすごく奥のほうに六つあります。この六つとじん帯をゆるめるのが第6セッションの目的のひとつです。ガニ股が直るだけで、歩くのも走るのもラクになります。ただし人によって梨状筋が硬く、しかも内股という人もいます。

Q.3 小後頭直筋《しょうこうとうちょくきん》は、頭痛を和《やわ》らげる可能性がある。◯か×？

A ◯。小後頭直筋は、頭と首の間についている本当に小さい筋肉ですが、この筋肉をゆるめると頭痛が治まるという人がたくさんいます。この筋肉は小さい割には、脳脊髄液をコントロールする頭の膜にも影響があるので、とても重要な筋肉なのです。

マッスル探検

お尻と背中の二大筋肉

今回のマッスル探検は、背骨の筋肉である脊柱起立筋《せきちゅうきりつきん》と、お尻の深層にある梨状筋《りじょうきん》を探ってみます。

お尻には大臀筋《だいでんきん》をはじめ何層にもわたって厚い筋肉があります。その深層にある梨状筋に触れるには、触れられる人にも参加してもらうことが必要です。おたがいの協力で梨状筋探検が成功することを祈ります。

図15

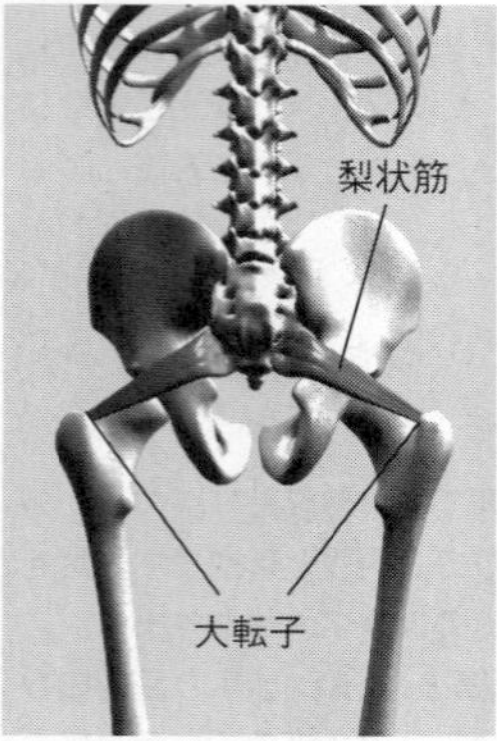

梨状筋は仙骨《せんこつ》から太腿《もも》の骨の大転子《だいてんし》に向かってついている。脚を外側に向ける筋肉で、これが硬いといわゆるガニ股になる。脊柱起立筋（185ページ図14）は背骨の周辺につく筋肉群。何層にもなっているので、かき分けかき分け触れてみよう

梨状筋に触れてみる

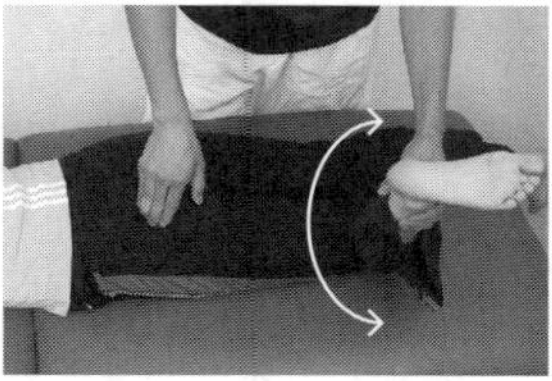

最初は脚を伸ばした状態でうつぶせ。下の写真と図15を参考にして梨状筋の位置を見つける。厚い大臀筋があるので、ゆっくりと指を沈めていこう。大臀筋の下に筋肉があるのを感じたら、写真のように膝《ひざ》を曲げてもらい、脚を矢印のように動かすと筋肉の動きを感じることができる

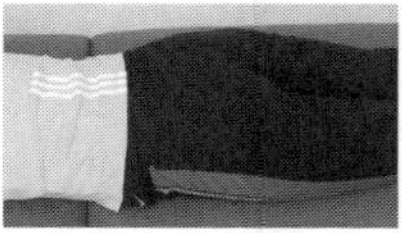

脚の大転子と仙骨の真ん中を結んだ線に梨状筋はある。触れるときには坐骨《ざこつ》神経に注意して、ゆっくり触れる。痛がったらやめる

脊柱起立筋に触れてみる

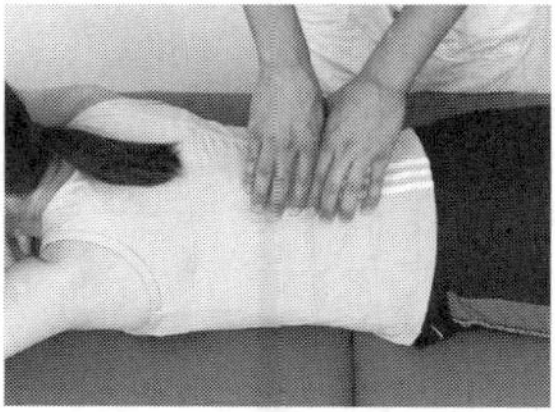

背骨のあたりに手を置く。寝ている人が足を上げ下げすると、筋肉の動きを感じることができる。この厚い筋肉を分けていくと、多裂筋《たれつきん》に触れることができるが、今回はそこまでしなくてもいいだろう

ステップ1　アウェアネス

仙骨《せんこつ》の動きを感じよう

骨盤のアーチ構造を整える

今日のアウェアネスは仙骨から始めます。仙骨には関節のようなものがありますが、退化していて関節としての役割はほとんど果たしません。しかし、仙骨周辺のじん帯や筋肉をゆるめることによって、その関節に沿ってほんの小さな動きが生じることがあります（たぶん、関節自体は動いていません）。呼吸によって、関節がゆったりと動くのを感じ、さらにその動きが背骨全体に広がるのを感じてみましょう。

また、仙骨を含む骨盤によって作られるアーチ構造は、和の装身具のひとつである帯《おび》によって、その機能をさらに発達させることができます。帯は持っていない人も多いと思いますので、ここでは紐《ひも》を使ったアウェアネス・レッスンを紹介しましょう。

そして最後のアウェアネスは外旋筋《がいせんきん》です。足を前に投げ出したときに、あなたの足先はどのくらい開いているでしょうか。それをチェックしてみてください。

背骨・仙骨
アウェアネス
1

うつぶせ寝で仙骨呼吸

仙骨がゆるんでいると、呼吸につれて
仙骨も背骨も静かな波をうつような
動きをします。それを感じてみましょう。

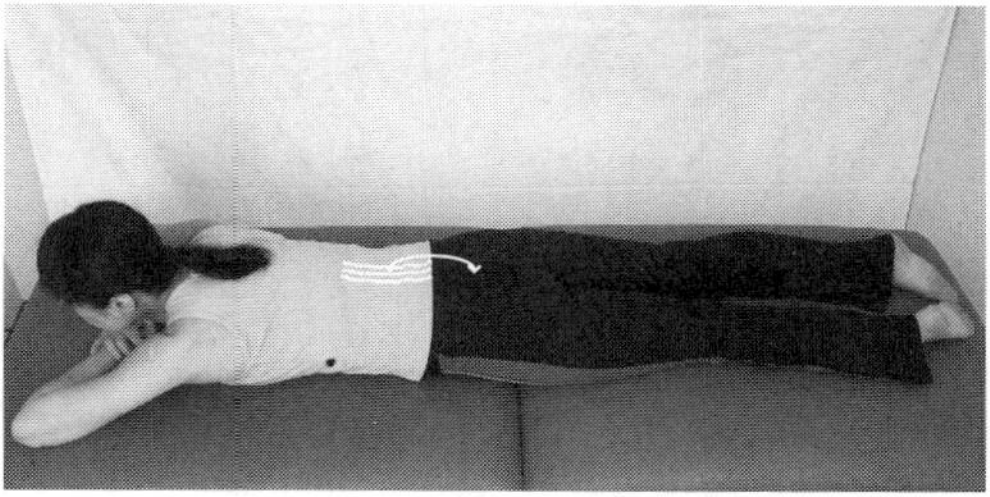

うつぶせに寝ます。全身がリラックスできるように胸の下に枕を入れたり工夫しよう。ゆっくり呼吸をする。呼吸につれて仙骨が動くのを感じるだろうか。呼吸と仙骨の動きに意識を向けていると、それだけで全身がリラックスしてくる。さらに呼吸と仙骨の動きとの連動を感じてみよう

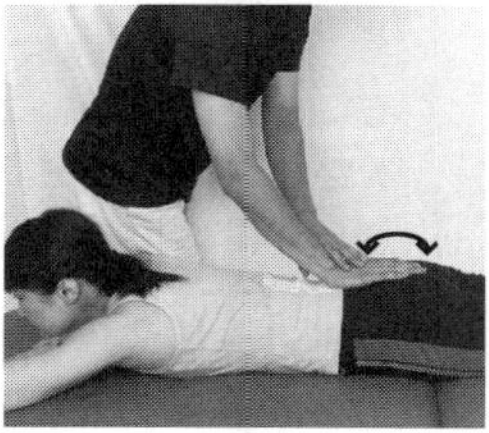

仙骨に手のひらを置いてもらう

最初は仙骨の動きを感じるのが難しいかもしれない。仙骨に手のひらを置いてもらうと、仙骨の動きを感じやすくなる

背骨・仙骨
アウェアネス
2

腰に帯を締める

帯を骨盤の位置に締めましょう。
帯は仙骨・背骨をすっと立て、自然に姿勢をよくする魔法のアイテムです。

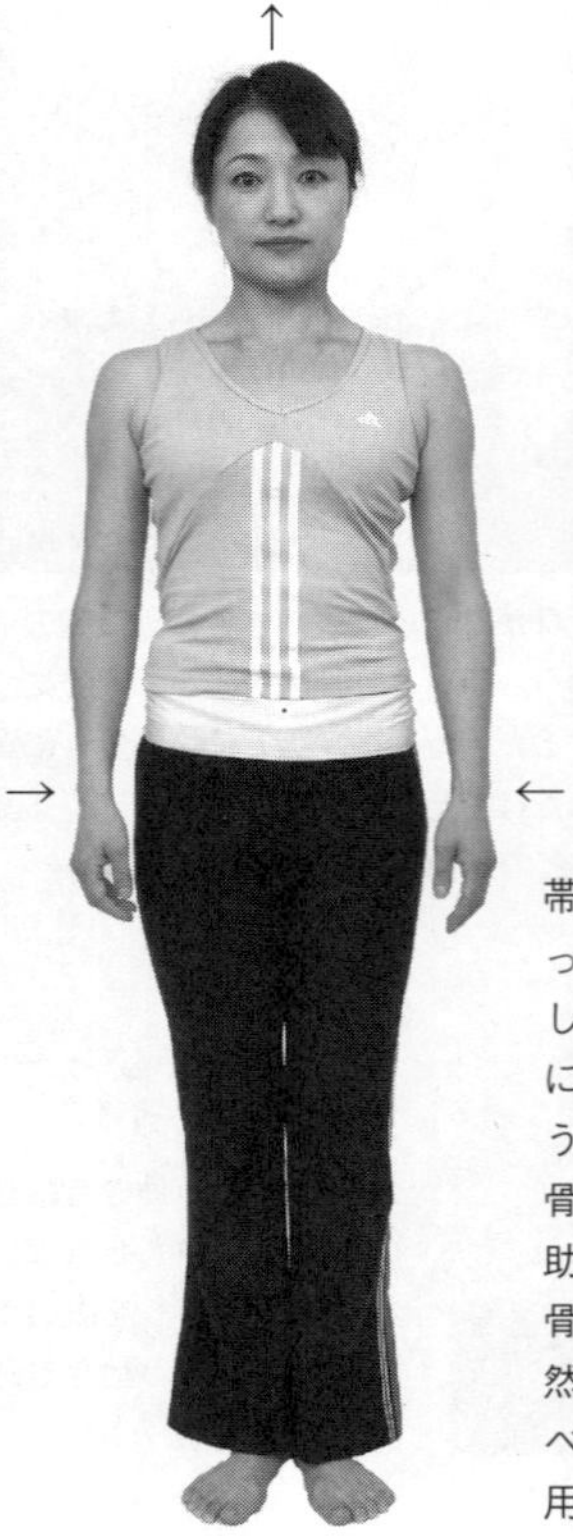

帯を骨盤の位置に、ややしっかりめに締める。しかし、あまり強すぎないように。帯がない人は写真のように紐でも代用可能。帯は骨盤のアーチ構造の作用を助けることによって、仙骨・背骨をすっと立て、自然に姿勢をよくする。腰痛ベルトなどもこの原理を応用している

背骨・仙骨
アウェアネス
3

足先の開き具合で、梨状筋と仙骨をチェック

足先の開き具合で、梨状筋や仙骨の状態がわかります。床に座って足先がどうなっているかをチェックしましょう。

床に座って足先をチェック。通常はやや外側に開いている。お尻の深層にある、左右どちらかの梨状筋が硬くなっていると、そちらの足先が大きく外に開いている（違う原因もあるが）。梨状筋が硬くなると仙骨も緊張し、背骨も硬くなりがちに。どちらかが開きすぎていたら、梨状筋ストレッチエクササイズを行なおう

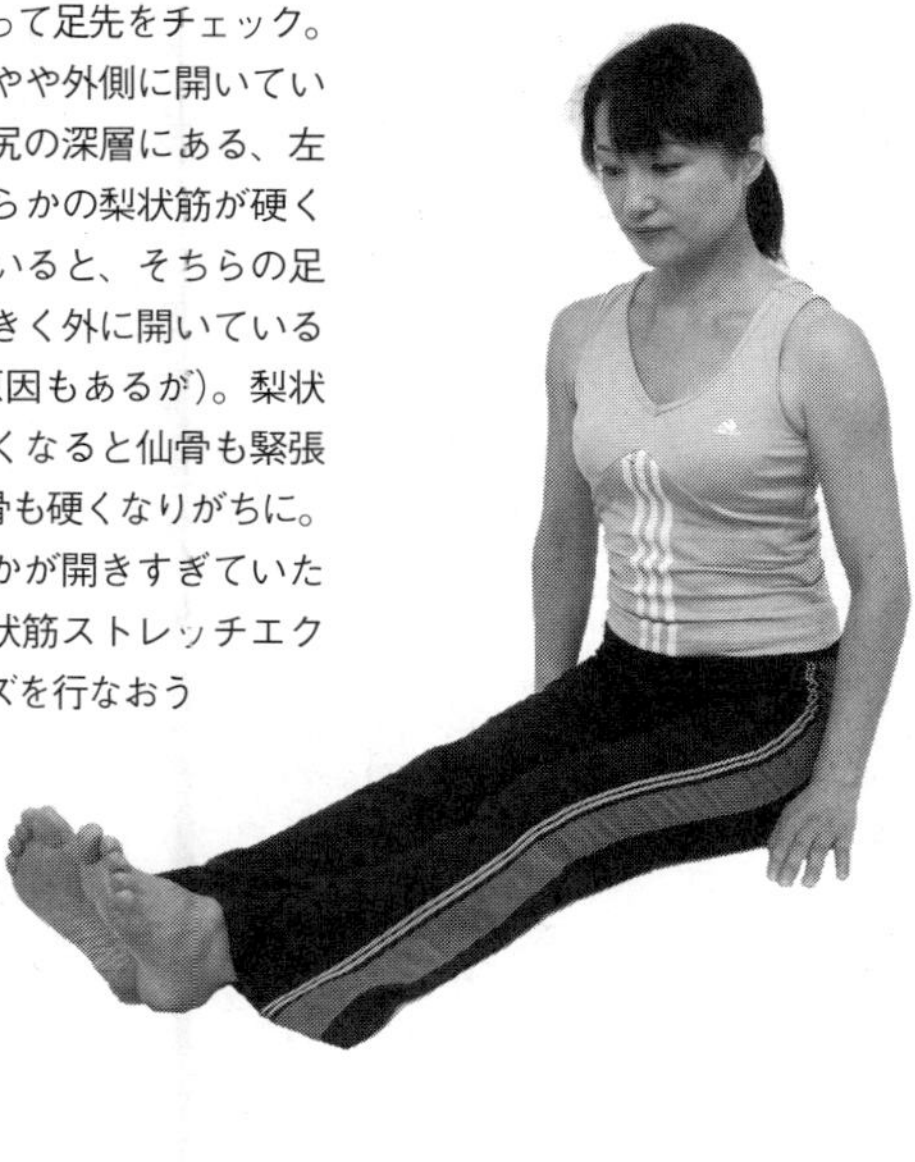

骨盤まわりをゆるめる

ロルフィングエクササイズ19 体の平衡《へいこう》を保つ「梨状筋《りじょうきん》伸ばしストレッチ」

体の平衡を保つのに重要な外旋筋《がいせんきん》群は硬くなりやすい筋肉です。この筋肉が硬くなると平衡を保つのが難しくなるだけでなく、大腰筋や脚の筋肉も効果的に使うことができなくなります。しかし、マッサージなどでも、なかなかゆるめてもらえません。

そこで外旋筋群の中でも重要な梨状筋を伸ばすストレッチを紹介しましょう。

このストレッチでも大切なことは、筋肉を意識すること（188ページ図15）と、ゆっくりした呼吸をしながら、静かに行なうことです。気持ちがいいからといって無理に伸ばそうとすると逆効果です。

なお、梨状筋の下には坐骨《ざこつ》神経が通っています。無理なストレッチは坐骨神経にも負担をかけるので注意してください。また、坐骨神経痛を持っている人は梨状筋がゆるむと痛みが軽減することがあります（が、治るということはたぶんありません）。

ロルフィング
エクササイズ
19

梨状筋伸ばしストレッチ

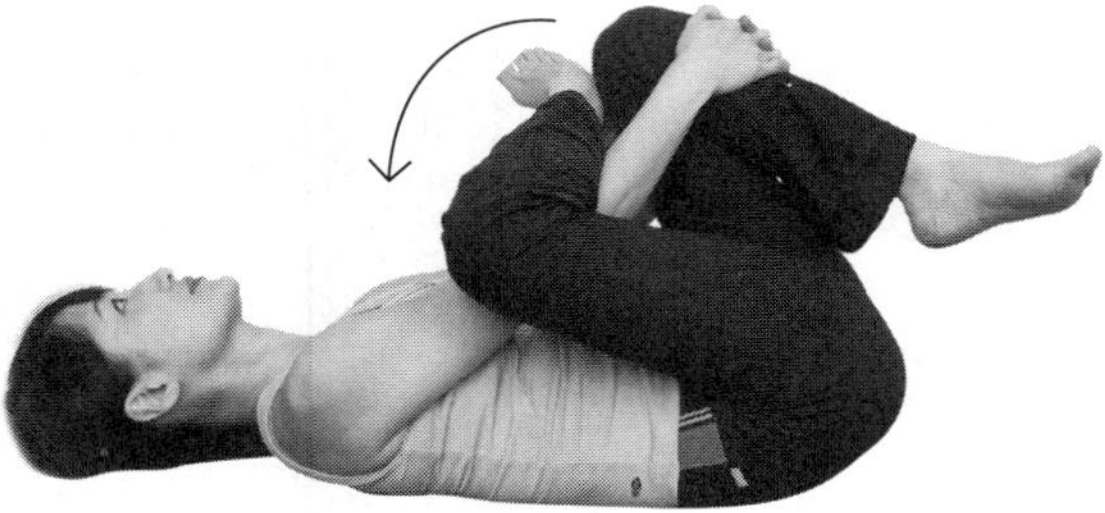

曲げた脚の腿《もも》の上に、もう一方の足のかかとを乗せる、いわゆる半跏《はんか》居をとる。曲げるほうの足はあぐらのように外側に曲げます。そして、曲げた足の膝下《ひざした》を両手で抱え、抱えた膝をゆっくりと体に引きつける（このエクササイズは「Deep Tissue Massage」より）

ロルフィング
エクササイズ20

心もリラックス「仙骨ゆるめ」

前述したように仙骨はとても重要な骨です。

その周囲や上にはじん帯や筋肉が多くあり、その緊張が仙骨の自由な動きを妨《さまた》げます。また、仙骨周辺のじん帯や筋肉の緊張は、精神的にも影響があるといわれています。仙骨のリラックスは、精神のリラックスにもつながります。

そこで時々、仙骨をゆるめたいのですが、これはひとりでするのはなかなか難しい。というよりも、ひとりでゆるめてもあまり気持ちがよくないし、せっかくゆるめているのにゆるめるほうの手が疲れては、筋膜《きんまく》ネットワーク的にもあまり効果的ではありません。

ですから、仙骨は誰かほかの人にゆるめてもらいましょう。

仙骨をゆるめるコツはただひとつ。ゆっくり、丁寧《ていねい》に行なうことです。仙骨全体をゆるめるのに一五分から三〇分かけるつもりで行ないます。たぶんされている人は眠ってしまうでしょう。

また、衣類の上からではなく直接触れたほうが効果的です。

ロルフィング
エクササイズ
20

仙骨ゆるめ

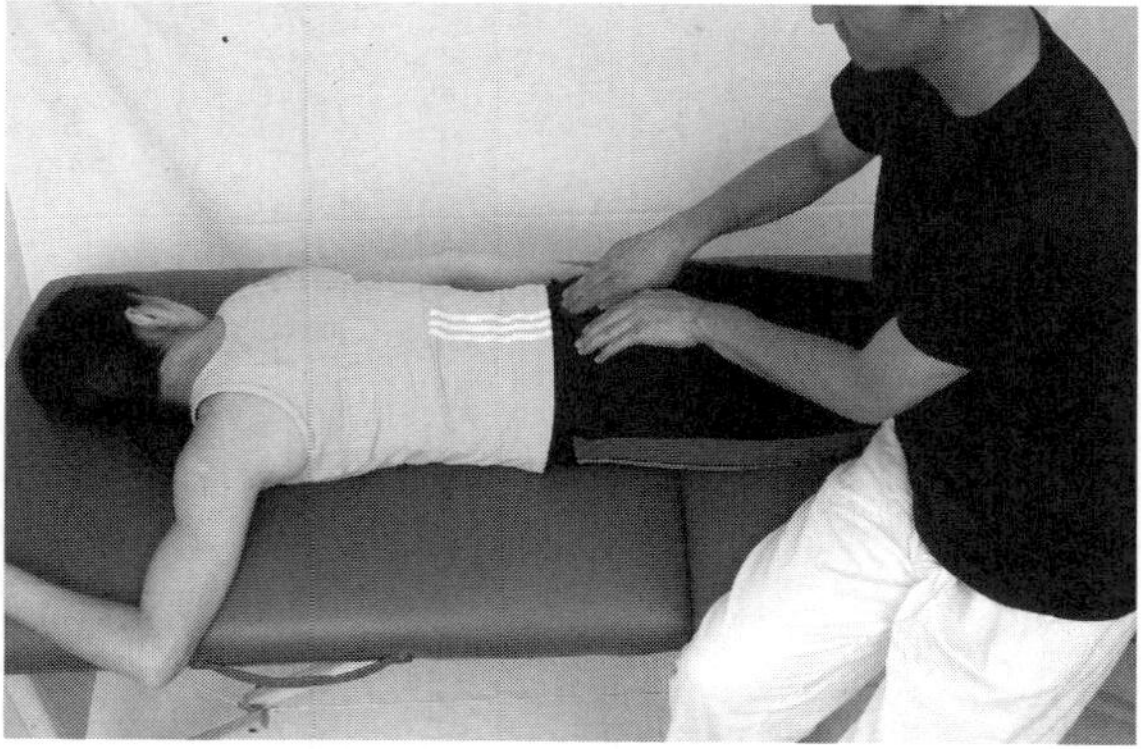

背骨の下の終点である仙骨をゆるめよう。仙骨がゆるまると背骨全体が柔らかくなる。仙骨は人にゆるめてもらう。片方ずつゆっくりと。片方の手で仙骨の片面を押さえ、もう片方の手でゆっくりと背骨側から外側へとゆるめていく。片方に5分から15分ほどかけて、ゆったりゆるめる。
できれば直に触れたほうがいいだろう。仙骨、背骨がゆるまるだけでなく、副交感神経も刺激され、深いリラックス感が訪れる

ロルフィング エクササイズ21 背骨を柔らかくする「背骨くねくねエクササイズ」

背骨の柔らかさをつくるために、「背骨くねくねエクササイズ」を行ないましょう。

背骨の中を波が伝わっていくように、ゆったりと動いていきます。

このエクササイズのコツもまた、ゆっくりした呼吸の中で行なうということです。そして、背骨ひとつひとつが、体の動きに合わせて動いているようにイメージで内視しながら行ないます。

足の裏から波が起こり、それが尾骨・仙骨に伝わり、その波が背骨の中を通って、頸椎《けいつい》、頭部に至って頭頂から抜けていく、そんなイメージをしながら「背骨くねくねエクササイズ」を行なってください。

まず、ゆったりした呼吸をしながら立ちます。

膝をゆっくり曲げると骨盤が後ろに傾き、それにつれて背骨も後ろに傾く。腕も自然に曲がります。

ある程度まで後ろに下がったら足の前側で床を押すようにすると骨盤が起き、その動きが背骨に伝わり前への動きが出てきます。そして、背中を丸めるようにすると骨盤も前傾するので、腕もそれに連動させます。背骨の動きを感じながら、さらに前に前に倒れるように動きます。

この動きを繰り返しながら、背骨一本一本がゆるんで、しかも独立して動く感じをつかんでください。そのうちに体の中に、何か不思議な力の流れを感じるようになり、この動きが自然に出てくるようになります。

静かな音楽をかけながら、さらにこの動きを続けていると、もっと動きたくなるかもしれません。そうしたらまるで舞《まい》のように自由に動いてもいいでしょう。

このエクササイズは背骨だけでなく、体中のさまざまな関節をゆるめるのにも適したエクササイズです。足首、膝、腰、胸、首、そういう関節も、エクササイズを行ないながら自然にゆるんでくる、そんなイメージも持ちましょう。

また、腕の動きや脚の動き、そして首の動きも連動させると、さらに気持ちよくできるようになります。

ロルフィング
エクササイズ
21

背骨くねくねエクササイズ

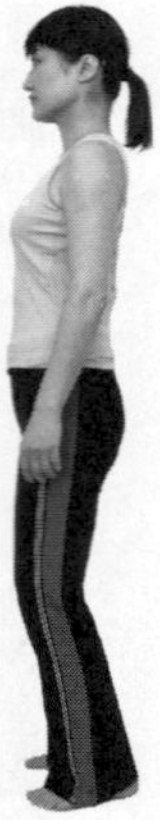

1 膝《ひざ》や肘《ひじ》をゆるめてゆったりと立つ

膝や肘をゆるめてゆったりと立つ。体の中にある背骨をイメージ。少しの間、ゆっくりした呼吸を繰り返す。以下の動作はゆっくりした呼吸の中で、波のような動きを行なおう

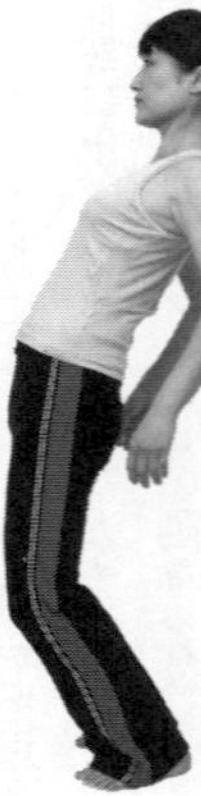

2 膝をゆっくり曲げると、背骨も腕も曲がる

膝をゆっくり曲げると骨盤が後ろに傾き、それにつれて背骨も後ろに傾く。腕も自然に曲がる。このときの背骨の動きを感じよう

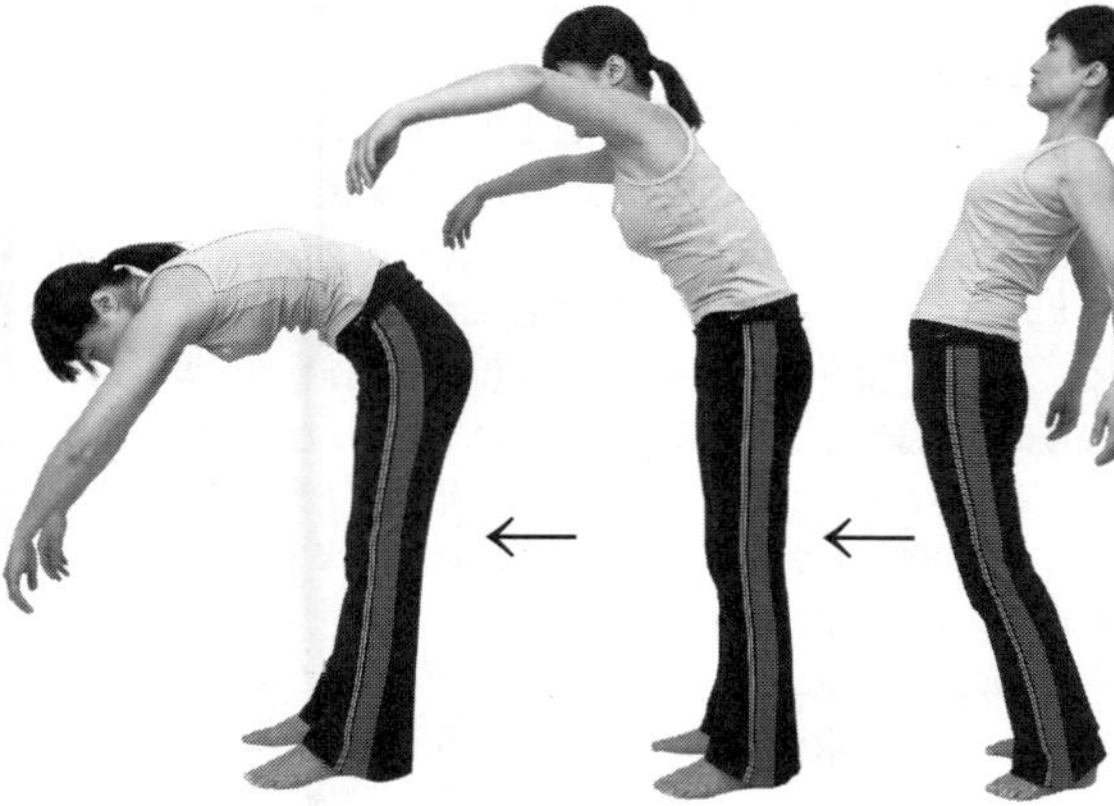

5 前へ腕を
下ろし脱力

さらに前に倒れる。次いで膝を曲げて2に戻り、この動きを背骨の動きを感じながら何度か行なう

4 背骨を丸める
動きに合わせ
て腕を前に

背中を丸めるようにすると骨盤も前傾。腕もそれに連動させよう。背骨の動きを感じながら

3 膝と腕を
後ろにひく

ある程度まで後ろに下がったら足の前側で床を押すようにすると骨盤が起き、その動きが背骨に伝わり前への動きが出てくる。やはり背骨の動きを感じながら行なう

お説教も頭を通過！ 背骨でリラックス

お説教には、頭を下げてリラックス

座って行なう。お説教をされるとうなだれる人が多い。すると背骨一本一本が曲がって猫背になり、さらには仙骨《せんこつ》も寝てしまう。これはストレスが溜まる姿勢だ。お説教をされたら、うなだれるのではなく深々と頭を下げよう。まず両足裏に軽く力を入れてしっかりと床を踏みしめる。軽く胸を張るようにして、背骨・仙骨を立て、次に「本当にすみませんでした」という姿勢を示しながら、深々と頭を下げる。このときに腰の背骨（腰《よう》椎《つい》）から胸、首と骨一本一本を意識しつつ背骨を曲げていく。最後にはお腹《なか》をちょっとゆるめる。するとゆったりと休む仙骨は、副交感神経を刺激して、何ともいえないリラックス感を味わえ、その間にお説教は頭の上を通り越していく。

電車のゆれで背骨ゆるめ

「吊り革立ち」(132ページ) か「電車バランス」(106ページ) で行なう。足裏に電車の振動を感じる。吊り革につかまっている場合は、手からも振動を感じよう。電車の振動が体の中にまで伝達され、背骨がゆるむのを感じる。電車のゆれが一本一本をゆるめてくれている、そんなイメージができればいい。

立つ、歩く動作で、背筋も伸びる! ネクタイ歩き

立つ、歩くときに行なう。胸骨（ネクタイの位置にある骨）のみを意識して、それを前上方に軽く持ち上げるようなイメージを持つ。それだけで背筋が伸びて、胸が張る。歩くときは、胸骨から歩いていくようなイメージで歩く。ちょっと偉そうな歩き方になるので、偉い人の前ではやらないように。

Lesson 7

7日目

首、顔、頭をゆるめて、みずみずしい顔に

ほうれい線も体の緊張も解消

最後のレッスンは首から上の部分、
すなわち首、顔、頭のリセットについて学びます。
顔はまさにその人の象徴。ここが緊張していると体全体が緊張します。
不要な緊張を取って顔のリセットをして
みずみずしさを取り戻しましょう。
また顎《あご》に緊張がある人にとっても重要なセッションになります。

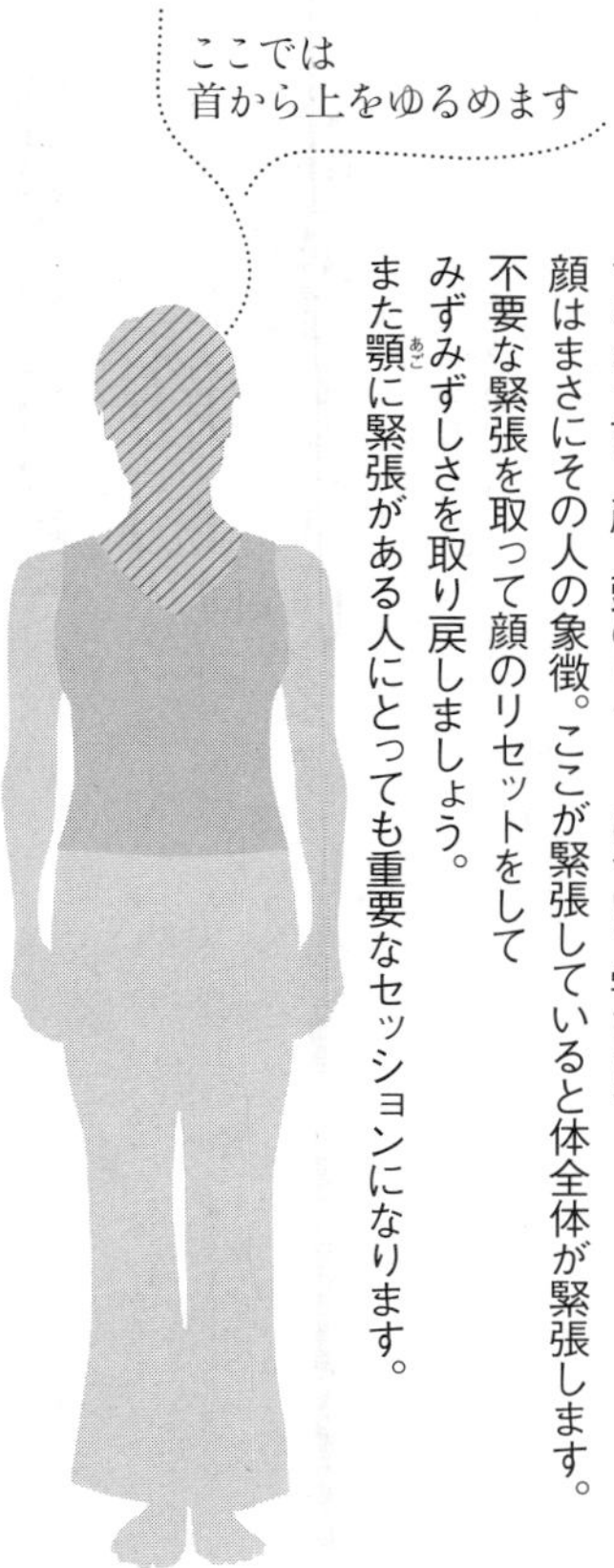

顔と首の筋肉は常に緊張している

ティッシュを噛《か》むと、体が柔らかくなるという不思議

さて、とうとう最後のレッスンになりました。日曜から毎日レッスンにおつきあいいただいた方にとっては、今日は土曜日。締めくくりのレッスンです。

前著で、ティッシュペーパーを奥歯で噛んで前屈をすると、あらあら不思議、体が柔らかくなるということを紹介しました。それはティッシュを奥歯で噛むことによって、顎関節《がくかんせつ》の緊張にはじめて気付き、そこで「これはヤバイ！　ゆるめろ」と神経が体中に指令を出すからだ、といわれています（異説あり）。

奥歯でティッシュを噛んでみて、はじめてその緊張に気付く。そのくらい、ふだん

は顎《あご》の関節の緊張にも、そして顔全体の緊張にも気付いていません。

さて、ちょっと顎や口元に意識を向けてみてください。いかがでしょうか。リラックスしていますか。それとも固く噛み合わせていますか。もし固く噛みしめていたら、軽く口を開いて、ちょっと顎をゆるめてください。

ひょっとしたらそれだけで目の周りの緊張や耳周辺の緊張もゆるんだ、そう感じた人もいるかもしれません。

ストレスにも影響されやすい首まわりの筋肉

首の筋肉には胸鎖乳突筋《きょうさにゅうとつきん》や斜角筋《しゃかくきん》がありますが、これは呼吸筋のひとつです。深い呼吸のためには大切な筋肉です。

また、首の後ろには小さいけれどもとても重要な筋肉、小後頭直筋《しょうこうとうちょっきん》（207ページ図16）があります。この筋肉は前レッスンで扱った脊柱起立筋《せきちゅうきりつきん》の一部です。働きとしては頭を後ろに曲げる筋肉ですが、脊柱起立筋の一部ですから、姿勢全体にも影響を与えますし、また何といっても頭痛を引き起こす原因のひとつにもなっている筋肉でもあります。これをゆるめるだけで頭痛がラクになるという人も多くいます（むろん頭痛の原因はたくさんありますが）。

そのほかレッスン3で扱った肩甲骨を首につなぐ肩甲挙筋《けんこうきょきん》やその上を覆う僧帽筋《そうぼうきん》、また、首の前には、女性の胸を美しく見せるデコルテを形成する広頸筋《こうけいきん》など、首のまわりにはさまざまな筋肉があります。

よく「借金で首が回らない」といいますが、これらの筋肉は心理的な影響を受けやすく、また呼吸とも深い関連があるために、借金のようなストレスによって首の筋肉群が緊張して、本当に首が回らなくなったり、呼吸が浅くなったりするということもあります。これらの筋肉をゆるめるだけでも、頭が軽くなって、何だか頭の中からリセットされたような気分になります。

首の大腰筋《だいようきん》「斜角筋」

さて、これらの筋肉で今回扱いたいのは首の前側の筋肉である胸鎖乳突筋と斜角筋です。

図16 頭痛の原因のひとつ 小後頭直筋の緊張

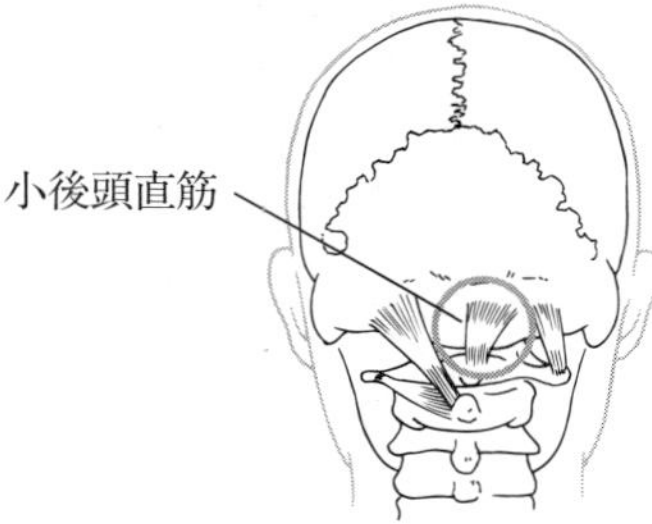

脊柱起立筋のひとつである小後頭直筋は、頭を後ろに曲げる筋肉。これをゆるめるだけで頭痛がラクになる人も多い

図17 不平顔は口角の筋肉を緊張させる

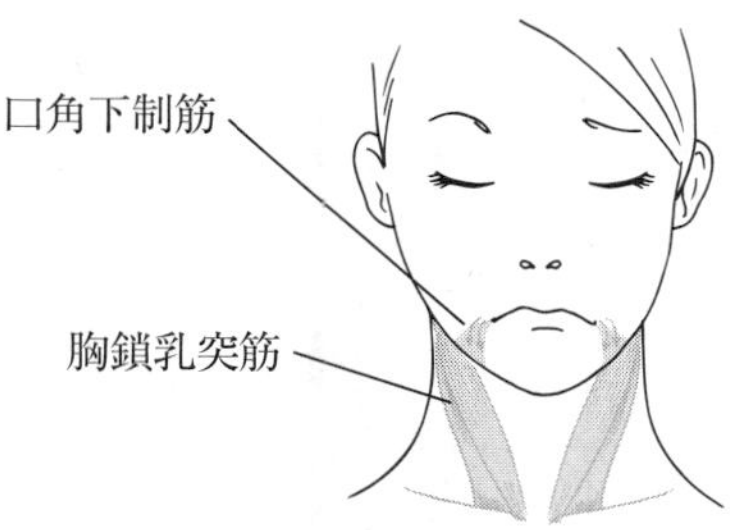

不平顔を続けていると口角《こうかく》下《か》制筋《せいきん》が緊張を続けてしまい、口角が下がった表情に。口角を上げるには、持ち上げるエクササイズより口角下制筋をゆるめるほうが先。また、口角下制筋の緊張はほうれい線の原因にも

本当は小後頭直筋も扱いたいのは山々なのですが、これは首の後ろにあるので、自分でゆるめることは難しい筋肉です。実際にロルフィングを受けに行って、第7セッションでゆるめてもらうか、あるいはロルファーによるワークショップや講座に参加してください。

さて、胸鎖乳突筋と斜角筋は浅層、深層の関係にありますが、その働きはだいぶ違います。胸鎖乳突筋は、首を曲げたり傾けたりするのが主な働きですが、斜角筋は呼吸に大きな影響を持ちます。

また、胸鎖乳突筋は見ることも触ることも容易ですが、斜角筋はその付着部が肋骨《ろっこつ》の一番目にあるために簡単に触れることができません。というのは肋骨の一番目は鎖骨の下に隠れてしまっているからなのです。

しかし、この斜角筋は首の大腰筋とも呼ばれ、非常に重要な筋肉です。大腰筋が上半身と下半身を結び付ける筋肉だったのに対して、斜角筋は首と肋骨とを結び付けます。また、大腰筋が腿《もも》を上げて歩いたり走ったりする働きをするのに対して、斜角筋は肋骨（一番目と二番目）を上げて呼吸を助けます。

顔に溜《た》まるストレス

顔は人体で最もさらされている部分です。

それは物理的な意味だけではなく、心理的な意味においてもそういえるでしょう。顔がその人の評価を決めてしまうという事実は、経験的にも心理学的にも証明されています（残念ながら）。また、その人の感情を知ろうとするときにも、その顔で行ないます。私たちの顔は、常に他人の視線によって、評価され、推測され、そして値踏《ねぶ》みすらされているのです。

これでは顔にストレスが溜まるのは無理もありません。

人は本来は「見る」動物で、それを奪《うば》われて「見られる」存在になったときに主体を奪われ客体化され、そしてそこに「恥」が生じるといったのは実存心理学者のロロ・メイですが、それを防御するために、たとえば女性はお化粧をします。大変な状況であればあるほど、お化粧は濃くなります。

しかし、男性のように化粧ができない人たちや、あるいはお化粧くらいでは防御できないほどの状況にいる人は顔を仮面化します。

そうなると、その人の顔はいつも緊張状態にあります。

「表情筋」は特殊な筋肉

顔の筋肉は「表情筋」と呼ばれますが、体のほかの部分の筋肉とその性質が異なります。顔以外の筋肉は、その両端に骨がついています。そして筋肉が縮むことによって骨と骨が引き寄せられ、たとえば腕が曲がる、なんていう動作になります。ところが顔の筋肉は、確かに片方は骨についているのですが、もう片方はほかの筋肉や皮膚などに入り込んでいます。これによって、筋肉は両端が骨についているよりも、大きく動くことができるようになります。そして、それがシワになり、そのシワが「表情」となるのです。

しかし、片方にしか骨がついていないということは、ふたつの特徴を作り出します。ひとつは元に戻らずシワが恒久化してしまいやすいということ、そしてもうひとつは他の筋肉に影響を及ぼしやすいということです。

緊張がシワを作る

顔の緊張状態がずっと続いてしまうと、ある部分の筋肉もずっと緊張しているということになります。両方に骨がついているならば、そんな不自然な格好でずっといることなどできないのですが、骨が片方にしかついていないために、同じ筋肉を緊張させていても何とかなってしまうのです。

そして、表情筋の緊張はシワとなって現われますから、笑いジワや眉間《みけん》のシワなどのいわゆるシワグセや顔グセがついてしまいます。ちなみにこの緊張状態には愛想笑いなどの不自然な表情も入ります。

たとえば207ページ図17のような口角《こうかく》を下げるような不平顔をずっとしていると、口《こう》角下制筋《かくかせいきん》が緊張状態を続けることになります。そして、それを続けていると、緊張をゆるめても口角が下がったような顔グセ、すなわち表情になります。

よく口角を上げるために、口角の端を持ち上げるエクササイズをしている人がいますが、ロルフィング的にはアプローチするのはむしろ逆、口角下制筋をゆるめるエクササイズをしたほうが効果的です。そして、口角下制筋をちゃんとゆるめたあとで、口角を上げる口角挙筋《こうかくきょきん》や大頬骨筋《だいきょうこつきん》などを活性化します。

また、ひとつの筋肉の緊張は周囲の筋肉にも影響を与えます。

たとえば口角を下げる口角下制筋の緊張は、口角だけでなく頬《ほお》にも影響を与えます。口角下制筋が慢性的に緊張し、そして加齢などによって頬の脂肪が減ったり、筋肉の力が弱まると、頬の唇側が下に引っ張られ、いわゆる「ほうれい線」が現われます。

となると「ほうれい線」の原因は、じつは人の悪口や噂《うわさ》話をするときの表情を続けていたり、あるいは人を小ばかにするような不平顔を続けていたりするのにあるということがわかるでしょう。

美しい顔でいるためには、人のいいところを見つけて、それをほめたり、あるいは噂話をするときでも、いい噂話をするのがいいのでしょうね。そして日常生活の中にも、なるべくよかったことを、楽しかったことを探す、そんな生活習慣を身につければ、表情筋も生き生きとしてきます。

ちなみに表情筋という言葉は英語の「mimic muscle」の訳ですが、もともとの意味は「真似《まね》をする筋肉」です。夫婦は年を取ると顔が似てくるといいますが、一緒にいる人たちは、無意識のうちに相手の表情を真似しますから、何となく顔つきが似てきます。呼吸が伝染するように、顔つきも伝染します。「こんな顔になりたい」と思う人と一緒にいるようにするといいかもしれません。

顎《あご》の関節をゆるめて、顔すっきり

顔の緊張は、表情以外の部分にも現われます。その最たるものが顎の関節です。王様の耳はロバの耳の話を出すまでもなく、本当はこう言いたいのに言えない、ということが世の中にはよくあります。「奥歯にものが挟まったような言い方」しかできないときに、私たちは無意識のうちに奥歯の奥の顎の関節を緊張させます。また、我慢することを「歯を喰いしばる」という表現を使いますが、これも顎の関節に負担をかける行為です。本レッスンの最初に「軽く口を開いて、ちょっと顎をゆるめてください」と書きましたが、それでも顎の緊張がなかなか取れないという人は顎の関節の筋肉をゆるめましょう。

顎の関節に関連する筋肉は、ものを噛む咀嚼筋《そしゃくきん》と呼ばれる筋肉です。表層の筋肉である咬筋《こうきん》と側頭筋《そくとうきん》、そして深層の筋肉である内外の翼突筋《よくとつきん》です。

咬筋と側頭筋は、顎が疲れたり、それが原因で頭痛になったりするときに無意識にゆるめていたりしますが、ロルフィングでは深層にある翼突筋にもアプローチして、顎を元からゆるめます。

これは自分でもできます。あとでエクササイズで紹介しますので、ぜひトライしてみてください。表情筋と翼突筋のエクササイズで、顔がすっきり生まれ変わります。

尾骨《びこつ》の終点としての首

さて、ロルフィングでは常に全体を見ながらエクササイズを行ないます。

全体という視点から見たとき、頭部は背骨のターミナル（終点。始点でもいいですが）だと言うことができます。もうひとつのターミナルは、前レッスンで扱った仙骨・尾骨です。このふたつのターミナルを意識することによって、背骨はよりすっと、そしてより滑《なめ》らかに動くようになります。

7日目 ここまでのまとめ
体探求 Q&A

Q.1 ほうれい線をなくすには、口元を引き上げるマッサージが効果的。○か×?

A ×。口元を下げる筋肉、口角下制筋をゆるめずに口元を上げようとだけするのはあまり効果がありません。ブレーキをかけながら自転車を漕いでいるようなもの。まず最初にするのはブレーキを外すこと。すなわち口元を下げる口角下制筋をゆるめることです。それから口元を上げます。

Q.2 一緒に長くいると、顔が似てくる。○か×?

A ○。夫婦は顔が似てくるといいます。顔つきは表情筋が作り出すシワによって作られます。表情筋は英語ではミミック・マッスル（ものまね筋）。人は誰かと一緒にいると無意識にその表情をマネています。不平を言いあうグループではみんな不平顔をしますし、笑いが絶えないグループではみんな笑い顔になります。グループを観察してみるとみんな似たような顔つきをしています。

Q.3 ティッシュを奥歯で噛んで前屈をすると深く曲がる。ホント?

A ホント。じつはこれには定説はありません。ただ、その行為によって、ふだんはほとんど意識していない顎の筋肉の緊張に体が気付き、「ゆるめ」という命令を発する。そして体のほかの部分の緊張もゆるまるからだという説があります。がんばるときには奥歯を噛み締め顎に緊張を与えます。顎の緊張を解くだけで、体中の力が抜けてきます。

マッスル探検

頭痛などの原因にもなる小後頭直筋《しょうこうとうちょくきん》と斜角筋《しゃかくきん》

今回のマッスル探検は、頭部の筋肉の中から小後頭直筋と斜角筋を探ってみましょう。

このふたつの筋肉の重要性については前述しましたが、残念ながら自分ではワークができないためにエクササイズには入っていません。しかし、それがどこにあるのか。ぜひ探検してみてください。

図 18

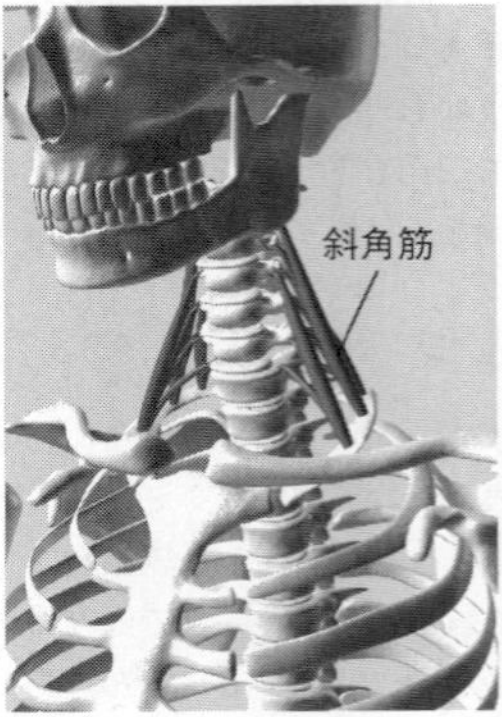

背骨の筋肉のひとつである小後頭直筋は、うなじの深層にある（207 ページ図 16）。上の図 18 は斜角筋。頸椎《けいつい》から肋骨《ろっこつ》につく首の深層筋なので触れるのは難しい。そこにあるということをイメージしよう

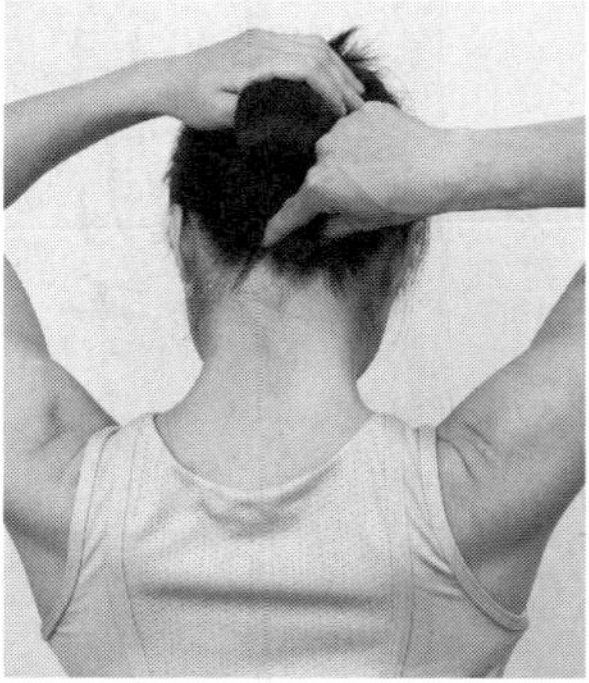

小後頭直筋に触れてみる

頭の骨の中心（背骨より）を上から首に下りてくると、ガクンと落ちる場所がある。その際《きわ》のやや下に小後頭直筋はつくが小後頭直筋のみを識別することは難しい。首を後ろに曲げるとその筋肉群の動きを感じることができる

斜角筋に触れてみる

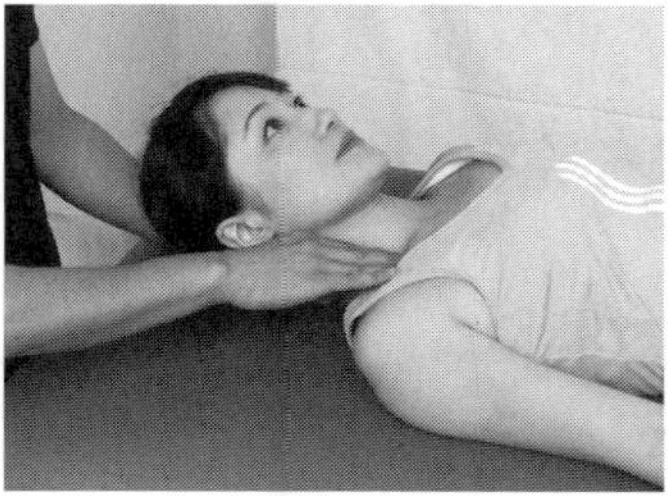

触れる人は頭部を支えて、ほんの少し持ち上げる。胸鎖乳突筋《きょうさにゅうとつきん》のすぐ後ろ側を静かに、ゆっくりと触れる。触れたら、寝ている人にそこをめがけて、ゆっくりと息を入れてもらうと、斜角筋が硬くなるのを感じられる

ステップ1　アウェアネス

顎《あご》や首、ガチガチに固まっていない？

首から上の筋肉の緊張に気付こう

今日のアウェアネスは、顔や顎、そして首についてみていきましょう。

顔や首は多くの人が日常的に緊張をしています。しかもそれを意識していません。ふだんどれだけ緊張しているか、それに気付くだけでも大きな変化があります。

前述しましたが、顔の中で特に緊張しやすく、しかも意識しにくいのが顎の筋肉、特に翼突筋《よくとつきん》です。口を開いたときに、どちらかの開き方が小さい場合は、そちらの翼突筋が硬くなっている場合があります。あとで紹介するエクササイズで、硬くなっているほうの翼突筋をゆるめるようにしましょう。

また、口があまり開かなくて大きな食物（たとえばビッグマックなど）が食べられない、という人は両方の翼突筋が緊張していることがあります。そういう人は両方の翼突筋をゆるめるといいのですが、しかしあまりに硬すぎると自分でゆるめようとすると痛いので、そういう場合はロルファーに任せたほうがいいでしょう。

さて、ロルフィングのセッションをしていると首の後ろ側のどちらかがやけに硬い人がいます。ちょっと自分の首の後ろに触れてみてください。どちらかが片方に比べてとても硬いという人は、ふだんから首の使い方を間違っている可能性があります。

首といってても長いので、動作によって使う部分が違ってきます。ちょっと後ろを振り返ってみてください。そのときに首のどのへんを使って振り返りましたか。上のほうですか。下のほうですか。では、今度はその首を元に戻します。首を元に戻すときにさっきと同じところを使いましたか。それとも違うでしょうか。これがいつも違うと、使った筋肉が元に戻らず、その部分だけが取り残されるということになってしまいます。ふだんは無意識に行なっている首の動きを意識して行なってみましょう。

また、写真を撮るときにいつもどちらかの肩が上がっているとか下がっているとか言われる人がいます。その場合は首の筋肉である斜角筋《しゃかくきん》のバランスもチェックしてみましょう。

頭まわりの
アウェアネス
1

顔の緊張に気付く

ふだん、あなたは自分の顔の緊張にどのくらい気付いているでしょうか。顔中の筋肉を緊張状態にしておくと、筋肉は麻痺《まひ》して固定化してしまい、表情のない顔つきになってしまいます。顔の緊張に気付くだけでも、体全体のリラックス度が変わります。

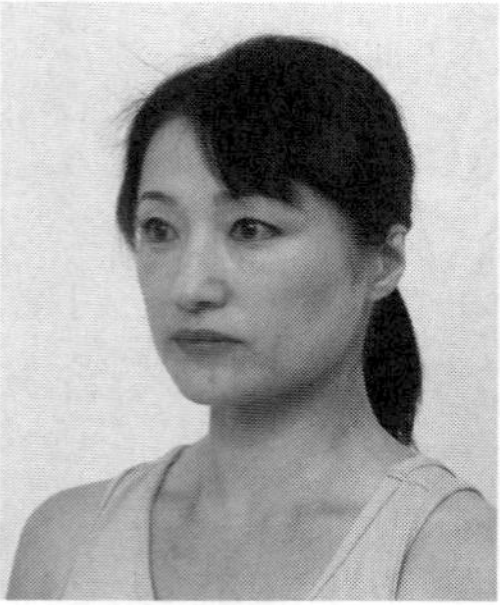

まじめな表情をしてみる

ふだんのまじめな顔をしているときの顔の緊張に気付いてみる。口はどうなっているだろうか。歯や顎にも気づきを向けてみよう。唇はどこが緊張しているだろう。目はどうだろう。額《ひたい》や耳、後頭部、さらには頭頂にも意識を向けてみよう

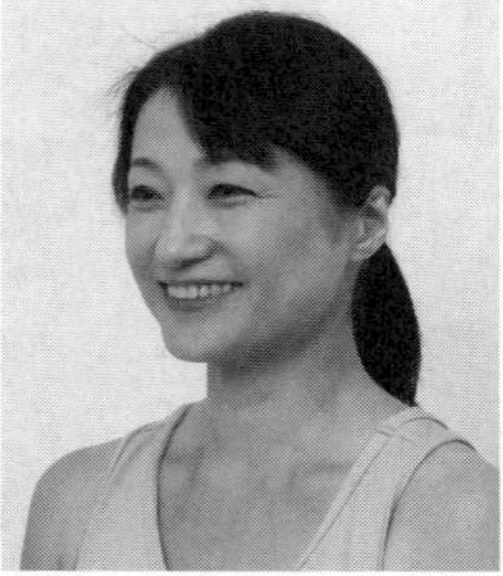

にこやかな表情をしてみる

緊張している筋肉をゆるめてみよう。ひとつひとつ意識をして緊張をゆるめたら、今度は、にこやかな表情をしてみる。同じ筋肉の収縮でも緊張ではない収縮をする。ただし作り笑いは筋肉を緊張させてしまう

頭まわりの
アウェアネス
2

口の開閉をしてみる

口を開いて、顎の関節の緊張をチェックしてみましょう。

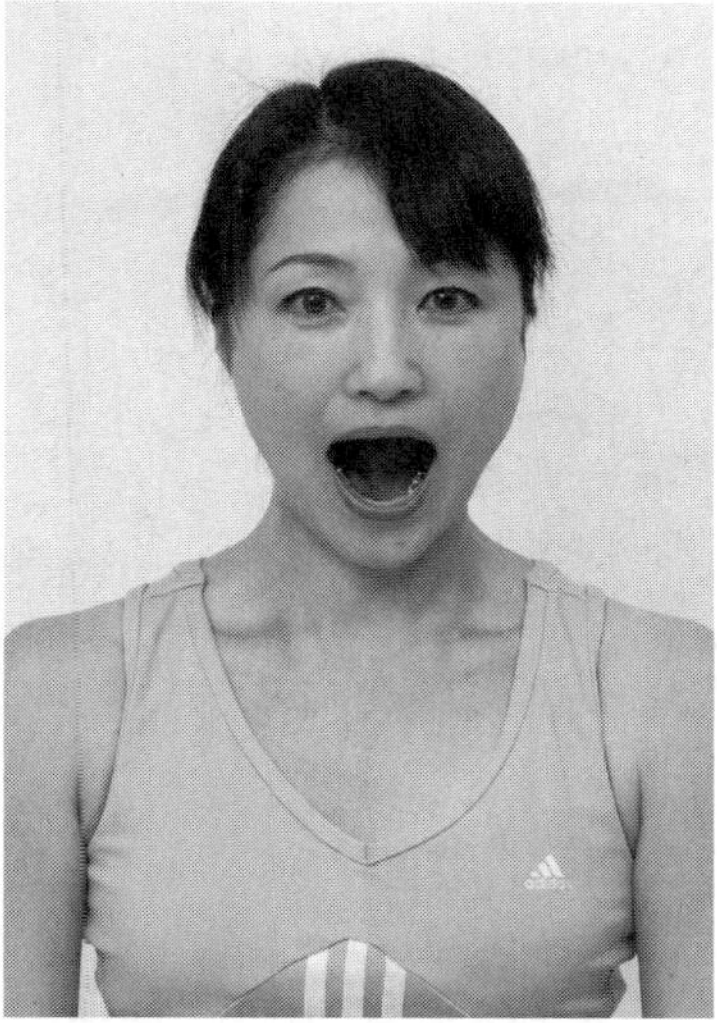

口を開いて写真に撮ってみよう。それができなければ鏡でチェックをしてもいいが、鏡チェックは無意識に修正をするので注意。どちらかの口の開きが悪かったら、そちらが顎の関節が緊張している可能性が大。あるいは全体的に口が開きにくいという人は両方の顎の関節に緊張があるかもしれない

頭まわりのアウェアネス
3

首の向きを変えてみる

首をゆっくりと回してみましょう。
回すときの支点を変えることによって、
どのような変化があるかを感じます。

うなじと背中を支点にします

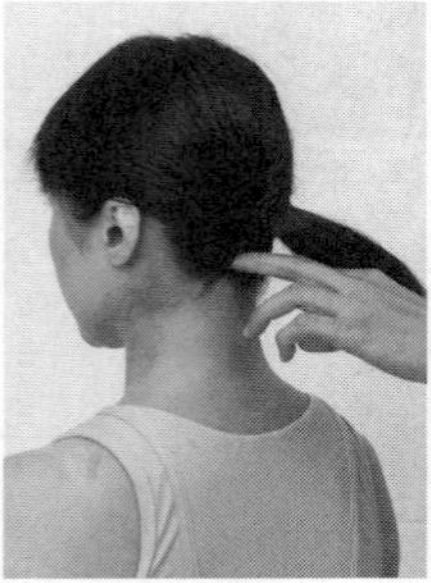

A うなじ

最初の支点は後頭部、うなじのあたり。小さな動きをここを支点にして行なう

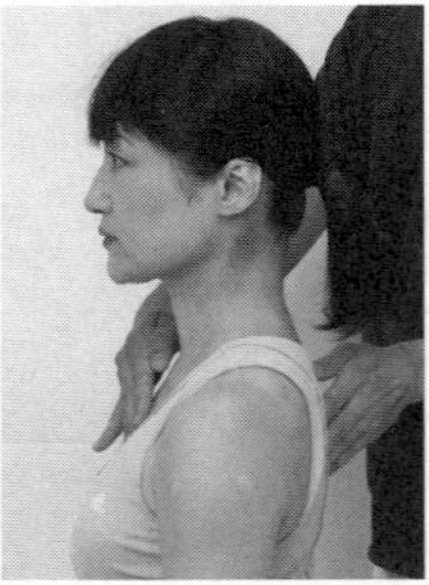

B 背中(肩甲骨の間)

次の支点は背中の肩甲骨の間くらい。胸から動かすわけではないが、大きな動きはここを支点だとイメージして行なう

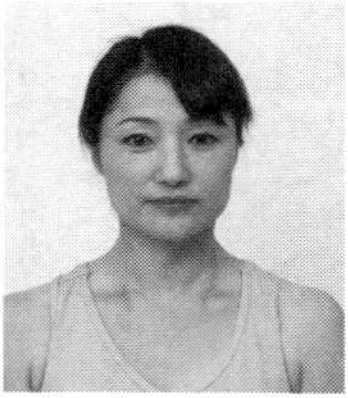

1正面

まず正面を見て、自分の首をイメージ。そしてAとBそれぞれの支点もしっかりとイメージする

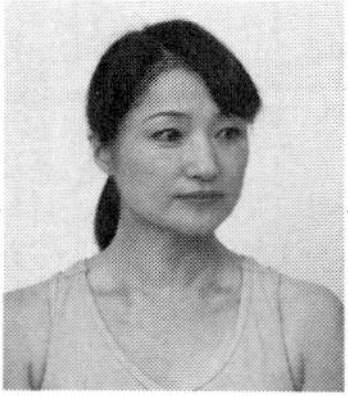

2横を向く

うなじの支点からゆっくりと横を向く。そして、同じ支点を意識して、ゆっくりと元に戻す。戻すときに支点を変えてしまうと首に凝りが残る。反対側も行なう

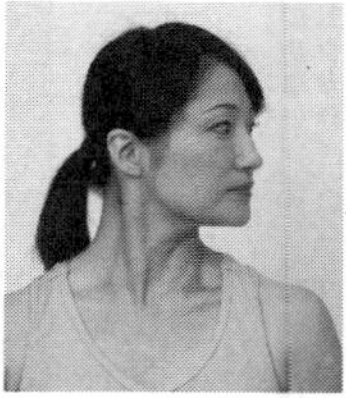

3大きく横を向く

次に背中の支点からゆっくりと大きく横を向く。そして、同じ支点を意識して、ゆっくりと元に戻す。反対側も行なう

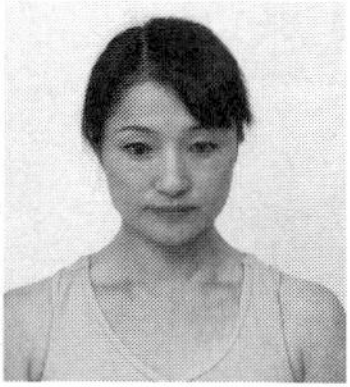

4下を向く

うなじの支点からゆっくりと下を向く。そして、同じ支点を意識して、ゆっくりと元に戻す

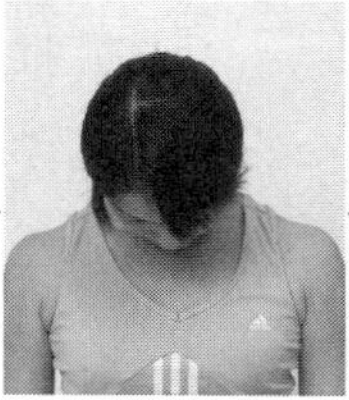

5大きく下を向く

次に背中の支点からゆっくりと下を向く。そして、同じ支点を意識して、ゆっくりと元に戻す

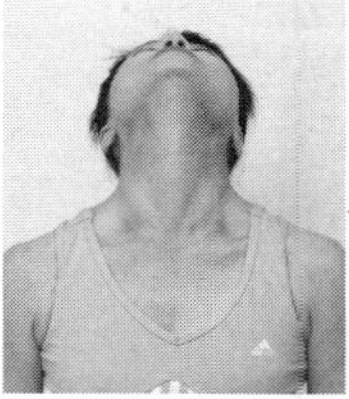

6後ろへそらす

AとBそれぞれの支点で、後ろへそらす動きもしてみる

ステップ2　ロルフィングエクササイズ

頭、首、顔の緊張を取る

ロルフィングエクササイズ22　頭部をゆるめる「風船エクササイズ」

背骨の中の最も動く部分、そこが首の骨である頸椎《けいつい》です。電車で眠ってしまって首がガクンとなった経験を持つ人は多いでしょう。首の骨はゆらゆらなのです。人間の叡智《えいち》を生み出す源《みなもと》、頭部は、とても不安定な首の上にちょこんと乗っています。

目という最大の感覚器官を持つ頭部はとても自由に動き得る構造になっています。しかし、その分、ちょっとバランスを崩すと筋肉や骨に負担がかかりやすいともいえます。さらに首の筋肉は肩や背中からつながっているので、肩や背中の緊張が首にも現われやすく、首や頭部をガチガチに緊張させている人は少なくありません。

そこで頭部の緊張を取るためのエクササイズ、「風船エクササイズ」をしましょう。コツはゆっくり呼吸とイメージです。

ロルフィング
エクササイズ
22

風船エクササイズ

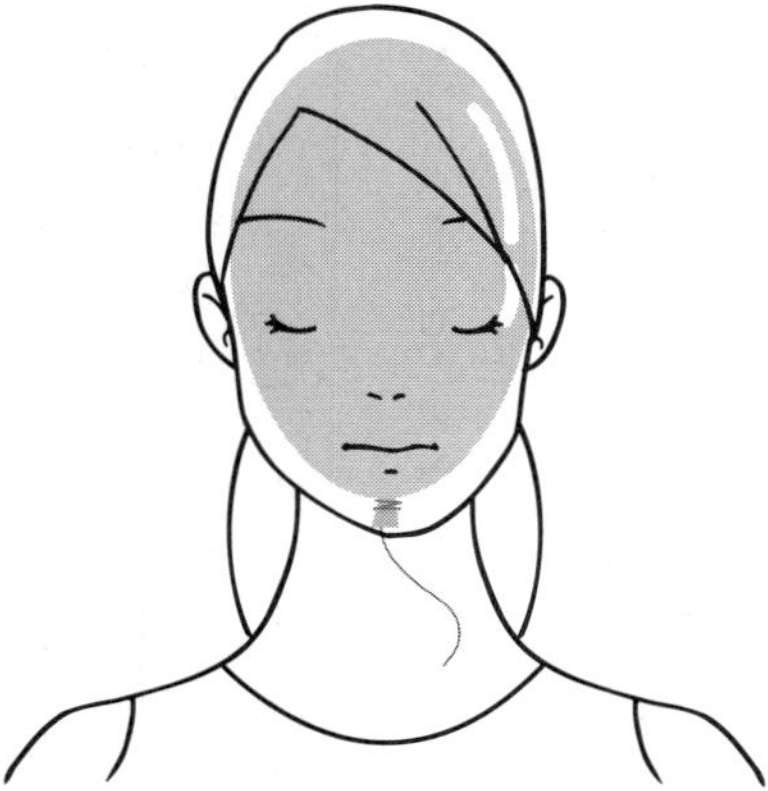

ゆっくり息を吸って、その呼吸につれて顔の中にヘリウム風船のガスが入ってくるイメージをする。ヘリウムが入ってくるにしたがって、顔中の緊張もゆるむ。どんどんヘリウムが溜《た》まってくると頭部が風船のように空中に上がっていく、そんなイメージを持とう（このエクササイズは「Dynamic Alignment Through Imagery」より）

ロルフィングエクササイズ23 「胸鎖乳突筋《きょうさにゅうとつきん》ゆるめ」できれいな首筋に

首の筋肉の中でも、強く、しかも目立つ筋肉が胸鎖乳突筋です。

この胸鎖乳突筋に女性の美を感じるという人も多く、隠れ美スポットです。しかし本文中にも書いたように、借金で首が回らなくなるのたとえどおり、心の緊張によっても緊張しやすいデリケートな筋肉でもありますので、大切に扱ってあげてください。

さて、胸鎖乳突筋は自分でもゆるめることができます。

胸鎖乳突筋という名前のとおり、上は首の乳様突起《にゅうようとつき》につき、下は胸骨《きょうこつ》と鎖骨についています。そこで、その両方にアプローチしてゆるめてみましょう。

この胸鎖乳突筋も誰かにゆるめてもらうと（その場合はベッドで仰向けに寝る）とても気持ちいいのですが、首には神経やら血管やらが走っているので信頼できるロルファーやマッサージ師、整体師にやってもらいましょう。

また、首の大腰筋である斜角筋《しゃかくきん》は、この胸鎖乳突筋と僧帽筋《そうぼうきん》との隙間《すきま》から指を入れてゆるめます。

ロルフィング
エクササイズ
23

胸鎖乳突筋ゆるめ

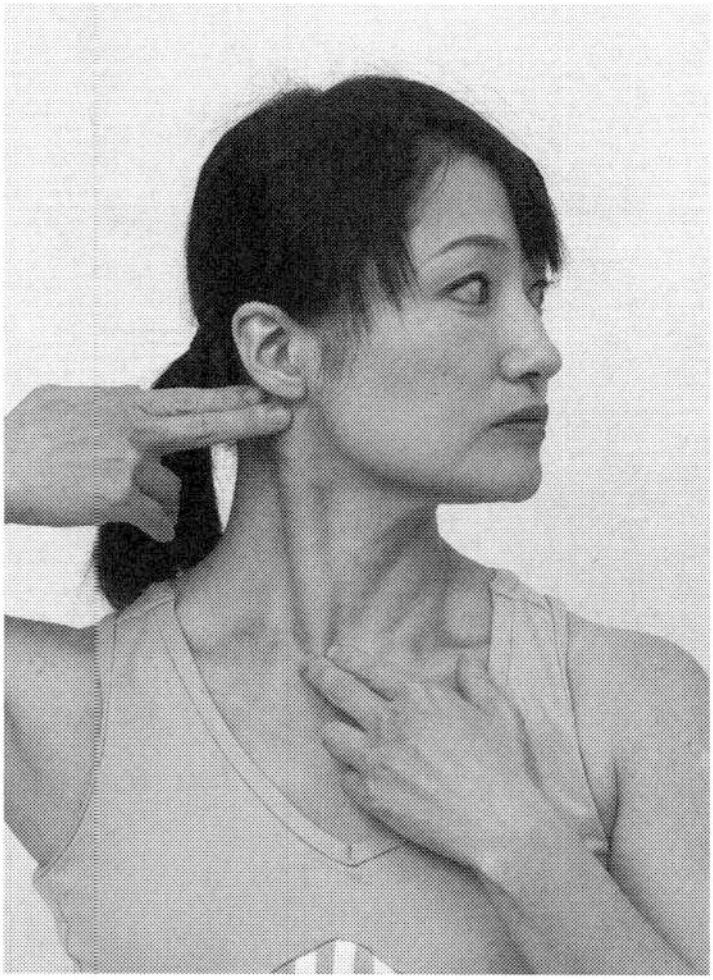

上は耳の下あたり、下は胸骨と鎖骨にしっかりと、しかし優しく触れる。ゆっくりと首を回し、胸鎖乳突筋をゆるめる。首を回すのに合わせて、指を軽く骨に押し付けるように

ロルフィング
エクササイズ24

背骨も伸びる「恐竜エクササイズ」

本書を読んでいる今、首はどのようになっていますか。この本を読みながら、頭頂を意識してください。そして頭頂から後頭部を通って意識を下ろしていきます。後頭部から後ろの首筋へ、そして背骨へと意識を下ろしていってください。

頭は背骨につながっています。背骨の上部の終点です。

背骨へと下ろした意識をそのままどんどん下に下ろします。背中、腰と下ろし、仙《せん》骨《こつ》、尾骨《びこつ》へと下ろします。この仙骨、尾骨がもうひとつの終点です。

もしダラッとした座り方をしていて仙骨・尾骨が寝ていたら、ちょっと立ててみてください。その動きが骨盤、腰、背中、首そして頭部につながるのがわかるでしょう。

これをもっと実感しやすいのが、恐竜エクササイズです。

大きな草食恐竜になり、今は退化してしまった尻尾があるようなつもりで、仙骨・尾骨は後ろへ、そして首は前に伸びていくイメージをします。そして、それに引っ張られるように背骨も気持ちよく伸びていきます（ただし無理は禁物です。気持ちいい範囲で行なってください）。

ロルフィング エクササイズ 24

恐竜エクササイズ

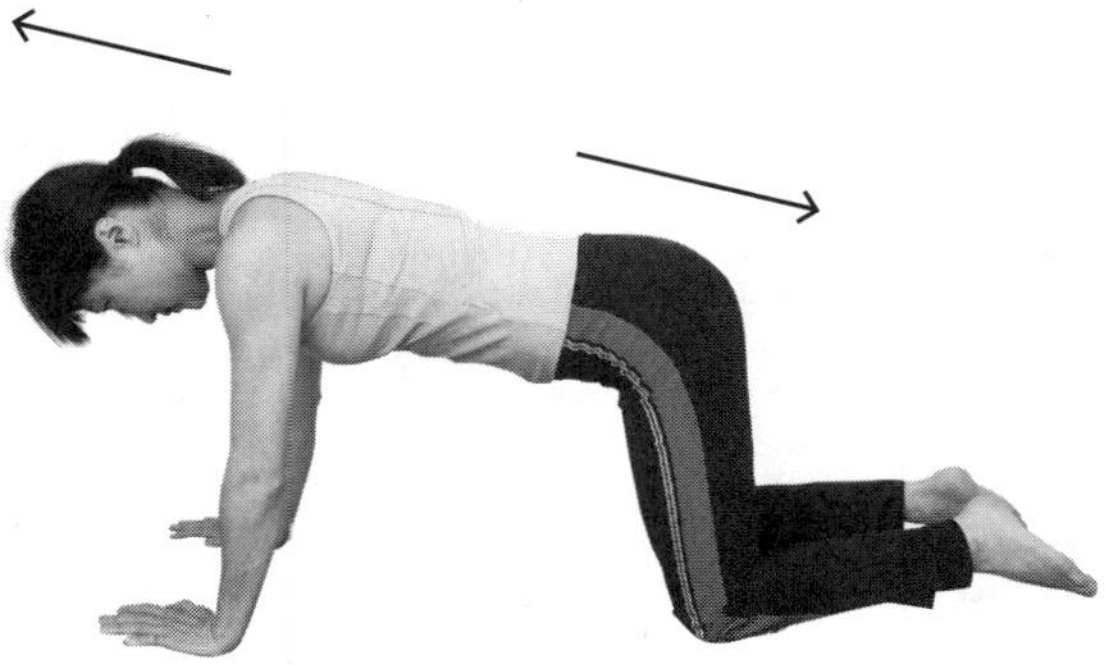

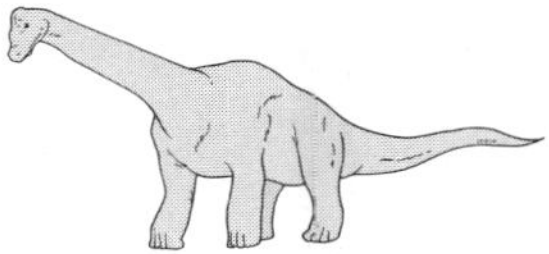

背骨を意識して四《よ》つん這《ば》いになる。背骨の上側の終点である首・頭と下側の終点である仙骨・尾骨を意識する。自分が草食恐竜になったようなイメージをする（草食恐竜の尻尾は常にピンと張っていたという説がある)。
首は前に、仙骨・尾骨を後ろにと、静かに伸ばしていく。それにつれて背骨も伸びるのを感じる。少しやったらゆるめ、また伸ばす。これを数回繰り返す。無理はしないように

ロルフィング
エクササイズ25

首の負担を軽くする「後頭部感覚エクササイズ」

日本人は猫背が多い、とよく聞きます。

むろん猫背も多いのですが、それより多いのが首が前に出ている人です。

本来ならば耳の穴と肩峰を結ぶ線はほとんど垂直線になるのですが、首が前に出ているために耳の穴が肩よりも前に出ているという人がほとんどです。

それは目が前についているために、どうしても意識が前へ前へと出てしまうからで、仕方ないといえば仕方ないことなのです。

しかし、そのままでは首の筋肉の負担は増え、よけいに首は前にいきがちになります。これを軽減するのが「後頭部感覚エクササイズ」です。

イメージの力で、目が本来の位置よりもずっと後ろ、後頭部あたりについているように意識をします。そして、そこから周囲を見回してみます。するといつもよりも視界が広がっているのを感じる人もいるでしょう。

その後頭部の目をキープしたまま、首を動かしてみましょう。

ロルフィング
エクササイズ
25

後頭部感覚エクササイズ

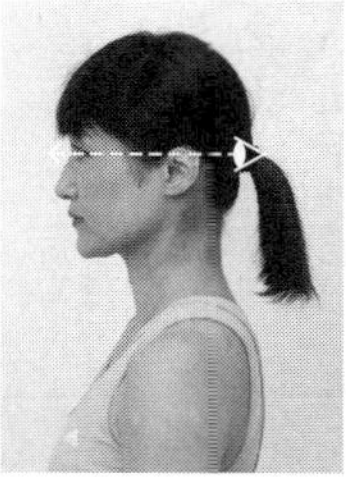

1 目が後頭部にあるとイメージ

今、前にある目がどんどん後退して、後頭部にあるとイメージする。その後頭部の目で部屋を見てみよう。ふだんよりも視界が広くなるのを感じられるだろう

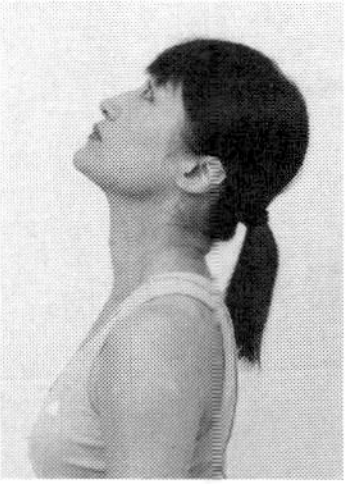

2 後頭部が下に傾く

後頭部が下に傾いていく。すると顔は上を向く。このときも目は後頭部にあるとイメージしたまま行なう。元に戻し、今度は後頭部が上を向いていくとイメージすると、顔は下を向く。元に戻す

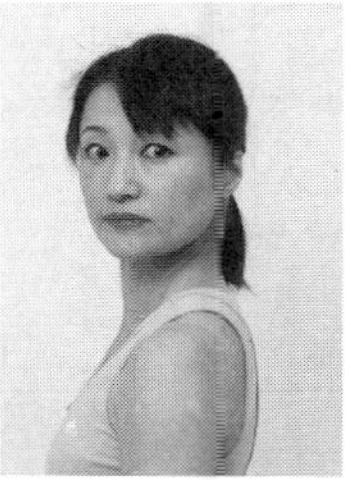

3 後頭部が右に移動

後頭部が右に移動する。すると顔は左を向く。このときも目は後頭部にあるとイメージしたまま行なう。元に戻し、今度は後頭部が左に移動すると顔は右を向く。元に戻す。これを繰り返す

ロルフィングエクササイズ26 老《ふ》け顔解消！「ほうれい線解消エクササイズ」

年齢を感じさせてしまうほうれい線。これを解消するために、表情筋にもアプローチするエクササイズをしましょう。

ほうれい線を作るのは、口角を下げる口角下制筋《こうかくかせいきん》です。

そこで、まず口角下制筋をゆるめます。

口角下制筋の付着部に触れ、そこに静かに圧《あつ》をかけます。すると下の組織が小さな動きをするのを感じますから、それに沿って動かすように、ゆっくりとゆるめていきます。

口角下制筋をゆるめたら、次は口角を上げる筋肉、口角挙筋《こうかくきょきん》や大頬骨筋《だいきょうこつきん》などを活性化します。頬のあたりに指を置き、軽く引き上げたり、あるいはタッピングをしたりします。

ロルフィング
エクササイズ
26

ほうれい線解消エクササイズ

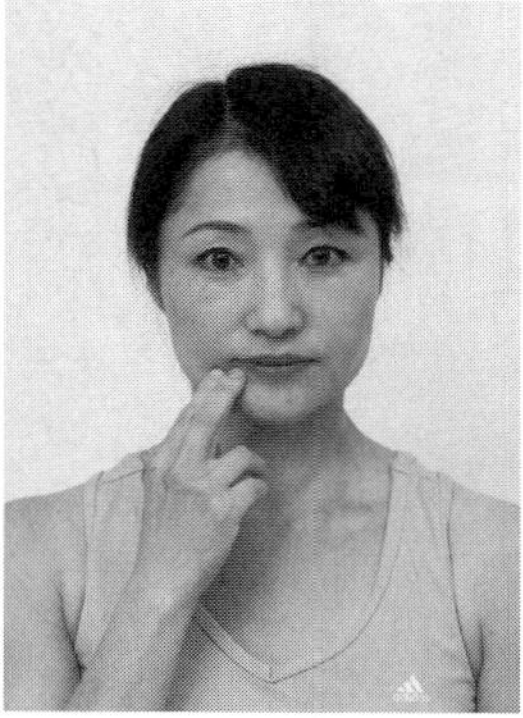

1 口角下制筋をゆるめます

顎《あご》の骨のエッジに触れる。そのやや上、唇との間にしっかり、しかし優しく指を置きます。軽く口を開閉しながら口角下制筋をゆるめる

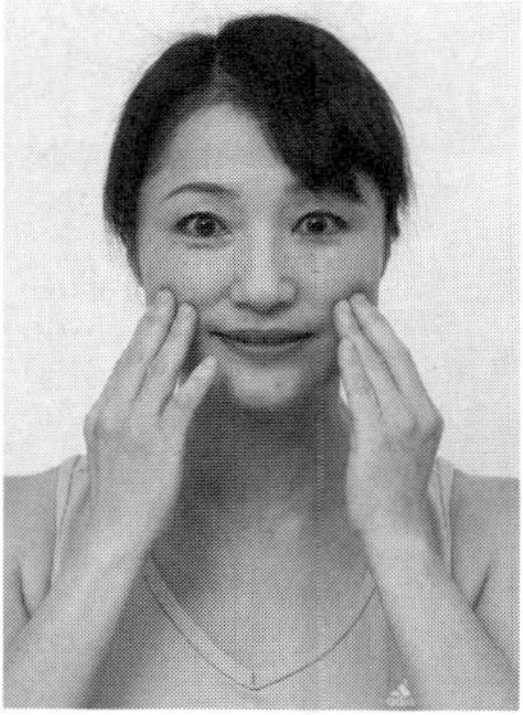

2 頬のあたりを軽くタッピング

頬のあたりに指を触れ、ピアノのトレモロを弾くように、軽くタッピングしたり、軽く引き上げたりする。口角を上げながら行なうとより効果的

ロルフィングエクササイズ27 「翼突筋《よくとつきん》ストレッチ」で顔の歪みを解消

口がうまく開かない、よく顎が外れてしまう、左右の口の開き方がアンバランスだ。そういう人は翼突筋をゆるめるといいでしょう。

また、一日が終わって、何となく顔が緊張している、そう感じる日なども翼突筋をゆるめると顔全体がすっきりします。

翼突筋は顎の関節の深層筋です。

アメリカのロルフィングが盛んな州などでは、歯医者さんとロルファーが一緒になって翼突筋にアプローチし、顎の関節の問題などに対処することもあります。

翼突筋には外側翼突筋と内側翼突筋とがあり、ロルフィングでは別々にアプローチしますが、自分でする際にはそこまでの細かな違いは気にする必要はないでしょう。

顎の硬い筋肉を見つけ、それをゆるめるようにします。

このエクササイズは爪が伸びている人は行なわないでください。口の中を傷つけます。介護用のゴム手袋などを使って行なうのもいいでしょう。

ロルフィング
エクササイズ
27

翼突筋ストレッチ

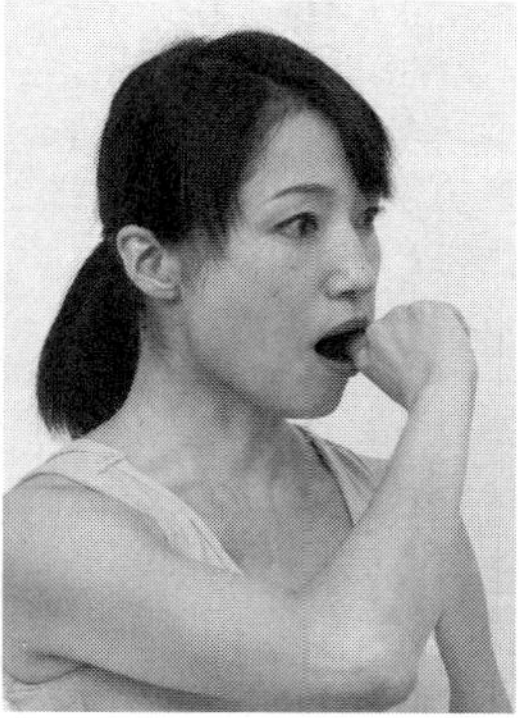

奥歯と頬との間の筋肉をゆるめる

指（小指か人差し指）の腹を頬の内側につけ、軽く口を開閉しながら口の中に入れる。頬の柔らかい組織の奥、奥歯と頬との間に硬い筋肉がある。ゆっくりと口を開閉させると筋肉がゆるむ

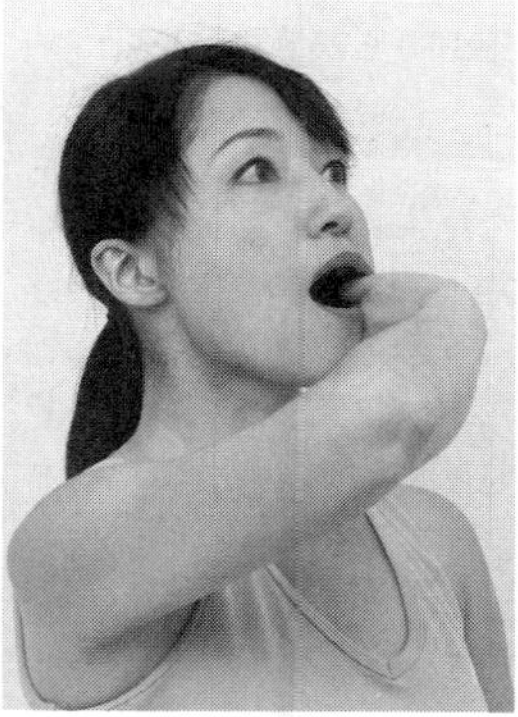

顔をやや上げ、指を少し下げてゆるめてみよう

その下側にも筋肉はある。顔をやや上げ、指を少し下げてみる。やはり筋肉の硬い組織を感じるだろう。口を開閉させながらゆるめる

日常生活でロルフィング

顔の緊張を解く、ちょっとした習慣

「分《ふん》」を意識して、顎《あご》をゆるめる

まず最初に分を決める。たとえば14分とか。そして毎時14分になったらイスラム教の祈りのようにそれを意識する。ただし私たちのすることは祈りではなく呆《ほう》けること。毎時14分になったら、口を軽く開けて、顎をだらっとゆるめる。人と話しているときなど周囲との関係ではばかりがあるときは、軽く口をあけて顎がゆるまるのだけを意識する。時間が難しい人は、たとえば窓のようによく目につくものと顎とを関連づけてゆるめる。

仮面を外す

お化粧をする人限定。能面をつけて能舞台で演じてきた能楽師が、楽屋に入って面を外すときには、数百年も伝わる面《めん》を汗で傷めないように丁寧《ていねい》な作法に従って外す。それと同じようにお化粧を落とすという行為をひとつの作法、儀式とする。お化粧を落とすときに「今から自分は仮面を外す」と意識し、ゆっくりと落としていく。そして落とした箇所から表情筋の緊張がゆるんでいくのを感じる。

仮面をつくる

鏡の前で。おどおどしたセールスマンからは何も買う気にならない。行動と顔を一致させる。顔つきは表情筋によって作られる。鏡の前でさまざまな表情をする。怒りの表情、笑い、自信満々、おどけ、悲しみ、絶望。そのときの筋肉感覚を覚えて、自分の仮面としてストックする。何かの行動をしようとするときに、その表情筋の感覚を思い出し、その顔つき仮面をつくってから行なう。営業に行くときや恋を打ち明けるときには自信のある顔つき、お葬式には悲しみ。最初は鏡を使い、慣れてきたら鏡なしでもできるように。

Session

ロルフィングセッション

ロルフィングを受けてみよう

最後に、実際のロルフィングセッションを覗いてみましょう。
これまでの一週間レッスンが、どのようなワークになるのか、
セッション1からセッション7までを紹介します。
実際にロルフィングを受けるときの参考にもしてください。

第1セッション

第1セッションでは、呼吸筋を中心に、体全体のバランスと緊張を見る

ロルフィングの第1セッションは、あなたの体全体のバランスを見て、どこに緊張があるのか、そしてその緊張を取ると、どんな体になることができるのか、その可能性を見ていくセッションです。

呼吸を中心としてセッションを進めていきますが、呼吸筋とその周辺にとどまらず、首から足まで体全体にアプローチします。第1セッションが終わっただけで、体全体が生まれ変わったように感じる人も多くいます。

また、このセッションはおたがいの相性を見るセッションでもあります。どうもこのロルファーは自分に合わないな、と感じたら、遠慮なく申し出て他のロルファーを紹介してもらいましょう。ロルファーから申し出る場合もあります。

大腰筋《だいようきん》にワークする

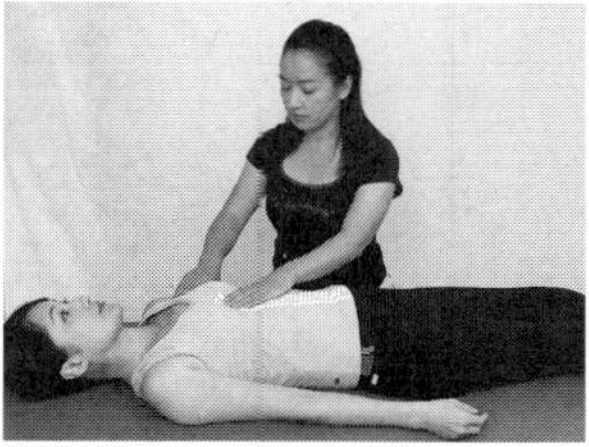

ロルフィングの第1セッションは、主に呼吸を扱う。呼吸に関連する筋肉は体中にあるが、特に胸とその周辺の筋肉は念入りにワークする。胸が広がった感じや、とても深い呼吸を体感する人が多いセッションだ

呼吸を深くする

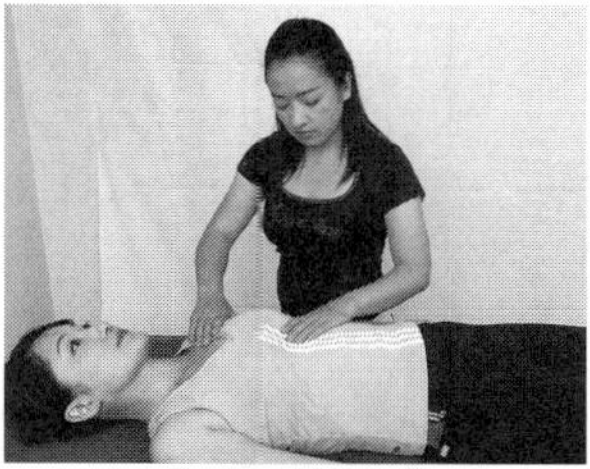

ロルフィングのワークはただ筋肉や筋膜《きんまく》にアプローチするだけではない。必要な動きを引き出すためにムーブメントという方法も使う。どんな方法を使うかはクライアントの体との対話の中からロルファーが最も適切なものを見出す。ロルファーの腕の見せどころ

※実際のロルフィングでは、クライアントはセパレートタイプの水着か下着、あるいはそれに類する服装で受けます。また内容もクライアントによって変わってきます。

第2セッション

第2セッションは、膝下《ひざした》にアプローチ。特に、かかとは細かくチェック

ロルフィングの第2セッションは、膝から下を扱います。膝から下のすねやふくらはぎと、そして足首から下のフット（足）の部分です。むろん必要とあれば腰あたりまでも扱います。

このセッションは体の基礎となる部分としてとても重要です。特にかかととその周辺の骨、そして脛骨《けいこつ》との関係はO脚やX脚とも関連してきますので、周辺の筋肉を細かくチェックしながら慎重にアプローチします。

ただしこのセッションの成果がちゃんと出るのは、もっと上の部位との関連もありますので、第4セッション、あるいは第6セッションまで待たなければならない場合もあります。いわば下ごしらえのセッションです。

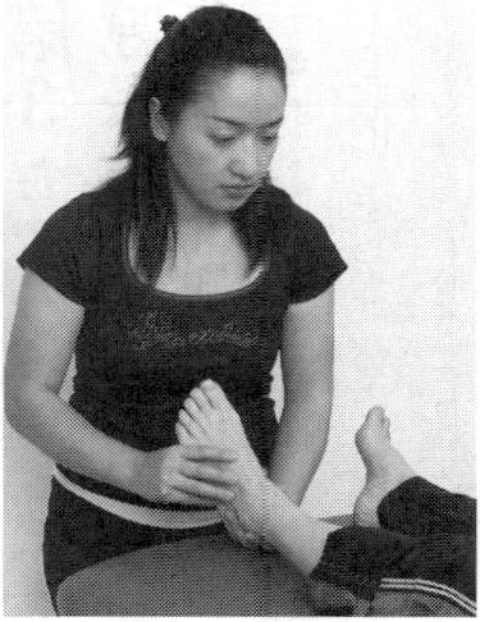

かかとと頸骨にワークする

かかとと脛骨とのバランスは、足全体、ひいては体全体のバランスを調整するとき非常に重要な構造。ロルフィングでは、他の骨や筋肉との関係も見ながら、そのバランスを慎重に整えていく。それまでの足の使い方によっては非常に時間がかかることがある

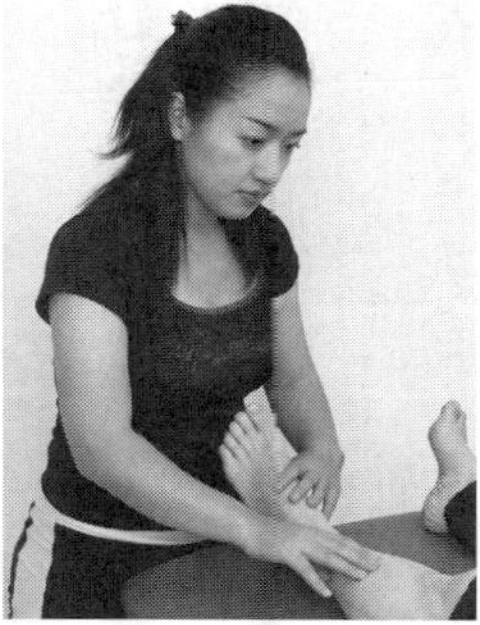

前脛骨筋《ぜんけいこつきん》がゆるむと脚が軽くなる

前脛骨筋をゆるめると脚が非常に軽くなる。前脛骨筋がゆるんだら、その奥にある骨間膜《こつかんまく》もゆるめていく。これでかかとの状態が変わることもある

第3セッション

第3セッションは、体側《たいそく》。呼吸も深くなり、体が伸びるように感じる人も

ロルフィングの第3セッションは、体の横側、体側のセッションです。足の先から頭の上まで、体には横の部分があるんだな、と実感できます。

腰の筋肉である腰方形筋《ようほうけいきん》や、肩・首も扱うので、とてもすっきりするという感想を持つ人が多いのもこのセッションの特徴です。また、それらの部位に大きな緊張があった人は、ここが伸びることによって背が伸びたという感覚を持つ人もいます。

このセッションによって呼吸が深く、大きくなることを感じます。自分の体の新たな可能性に気付ける、自由への旅立ちのセッションです。扱う部位が多いので、クライアントの体の状態によっては二回に分けて行ないます。

腰方形筋にワークする

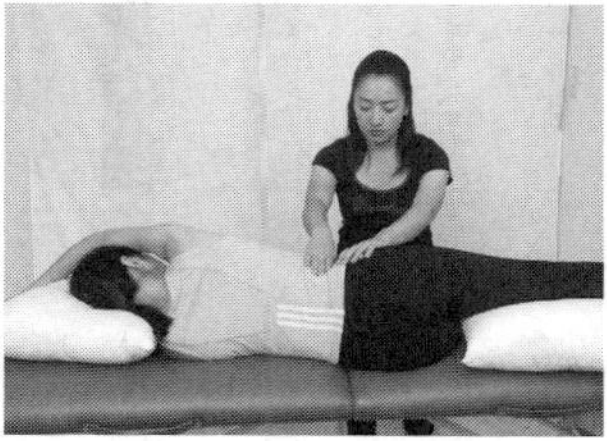

硬く緊張してしまった腰方形筋は自分でゆるめるのは難しい場合がある。ロルフィングではゆっくりと時間をかけ、またさまざまな方法を使って腰方形筋および周辺の筋肉をゆるめる。この筋肉は表層筋と深層筋の橋渡しもするので丁寧に行なう

体の側面全域にワークする

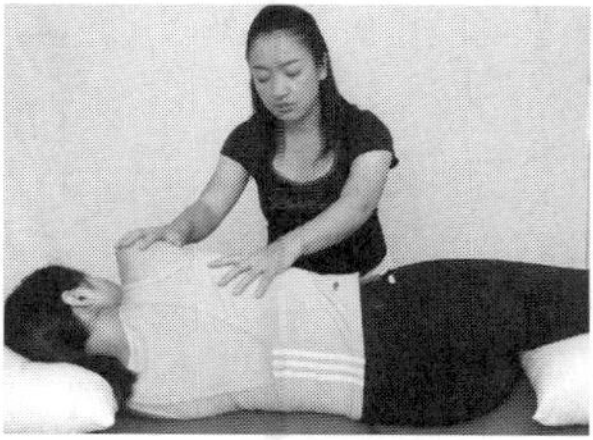

体の側面がゆるむと、呼吸はさらに深く入るようになる。その状態を作り出すために、ロルフィングでは足先から頭頂まで、体の側面全域にワークをする。そしてリラックスした体側の状態で、肋骨《ろっこつ》側面に息を入れていくと、今までに感じたことがないほど体が伸びるのを感じる人も多い

第4セッション

第4セッションから、深層筋にアプローチ。下半身の軸をつくる

いよいよ深層筋にアプローチ。今回のテーマは内転筋《ないてんきん》と骨盤底、下半身の軸をつくることです。内転筋は下半身の軸をつくるだけでなく、体全体のリラクゼーションにも大切なエリア。何となく体が硬くなってしまう、そういう人はこのセッションで体全体が柔らかさを取り戻すこともあります。経験的にですが、特に女性にとって、このセッションは重要なようです。

しかし、内転筋は内股、すなわちとても微妙なエリアにあります。また、本セッションでアプローチする内閉鎖筋《ないへいさきん》は骨盤周辺をワークしますので、ロルファーとの信頼関係がとても大切です。ロルファーを変えたい場合は、このセッションの前までに変えることをお奨《すす》めします。

中心軸をつくる 内転筋をワークする

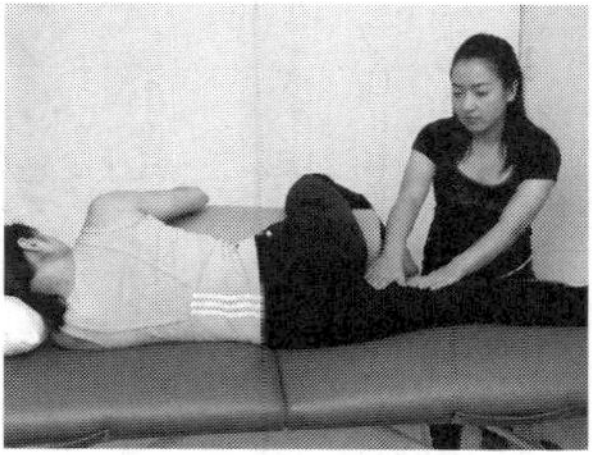

ロルフィングの第4セッションは、内転筋を中心にワーク。自分ではなかなかゆるめにくいエリアだが、体の中心軸をつくるのに重要なエリアだ。特に女性にとって重要なエリア。しかし、あまり時間をかけすぎると体への負担も大きいので、受け手の受容力も考慮に入れながらワークする

内閉鎖筋をワークする

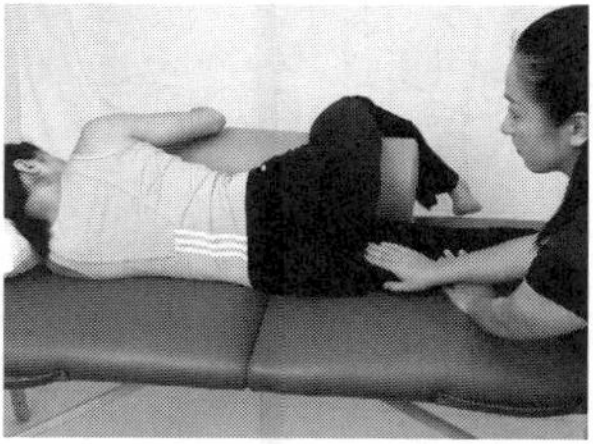

ロルフィングでは、ふつうならば触れられないような筋肉にもアプローチする。そのひとつが第4セッションで扱う内閉鎖筋。この筋肉を通じて骨盤底《こつばんてい》の隔膜などにもアプローチをする。生理痛が緩解《かんかい》する人もいるが、ここを扱うには正しい解剖学の知識とトレーニングが必要なのでマネをしないように

第5セッション

第5セッションは、お腹《なか》まわり。特に、大腰筋《だいようきん》ワークで体に変化が

ロルフィングの第5セッションは、お腹を中心としたセッションです。特に大腰筋へのアプローチはロルフィングならではのワークで圧巻です。大腰筋が活性化されると、姿勢も歩行も大きく変化をします。このセッションの最後には、大腰筋を使った歩き方についても一緒に学習をします。

大腰筋にアプローチするには、まずお腹周辺の筋肉にアプローチをします。腹筋を鍛えすぎている人は苦労する場合もあります。また大腰筋をちゃんと使うためには、ロルフィングを受ける人も繊細な感覚と小さな静かな動きで協力することが大切です。大きな筋肉こそ繊細さが必要なのです。またロルファーによっては丹田《たんでん》感覚や腹脳《ふくのう》などについても扱うことがあります。

大腰筋をワークする

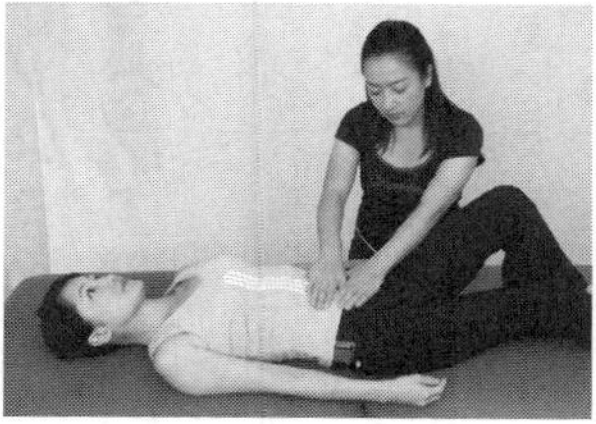

第5セッションのワークの白眉《はくび》は、何といっても大腰筋へのワーク。内臓を押し分けながらロルファーの手が入っていくと最初は不思議な感じがするが、今まで触れられたことのない筋肉に触れられ、それが活性化されると体全体がしゃきっとする感じがする

大腿四頭筋《だいたいしとうきん》をワークする

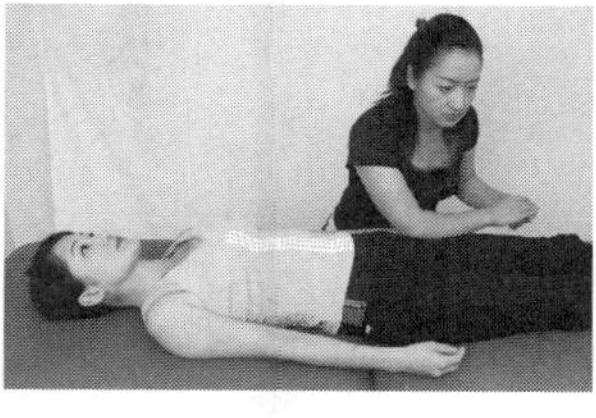

大腰筋を効率的に使うには、その周辺のさまざまな筋肉が正しく機能している必要がある。写真では大腿四頭筋にワークをしているが、これ以外にもワークするエリアは非常に多い。ダイナミックなセッション

第6セッション

第6セッションは、背骨と仙骨《せんこつ》、そしてお尻の深層の筋肉群を扱う

ロルフィングの第6セッションは、背骨と仙骨、そして梨状筋《りじょうきん》を中心とするお尻の深層の筋肉群を扱います。ロルフィングのセッション中は眠らないほうがいいのですが、このセッションは仙骨を扱うので、リラックスして眠ってしまう人が多いセッションでもあります。

とても繊細なセッションなので、終了後も静かに帰っていただきたいため、このセッションには、できるだけ重い荷物は持たず、身軽においでいただくと効果的です。扱う部位も広く、また緊張もしやすい部位なので、一回のセッションで終わらないこともあります。その場合は二回に分けて行ないます。

このセッションは、特に男性にとって大きな変化が出やすいセッションのようです。

仙骨周辺の筋肉群をワーク

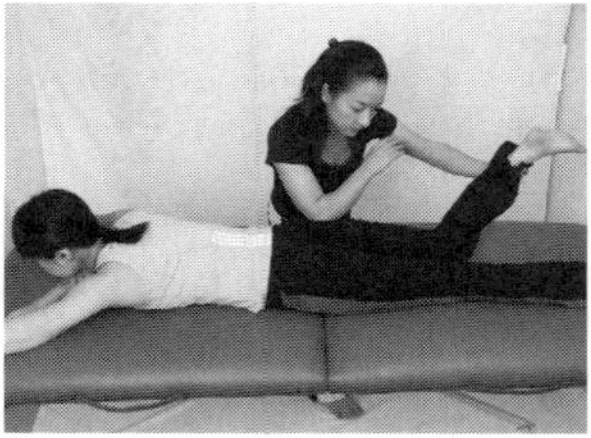

第6セッションは、仙骨周辺の筋肉やじん帯群を中心に扱う。仙骨にもたくさんのじん帯があるし、周辺の筋肉も深層にあるために、クライアントにも協力してもらいながら丁寧に行なう。時間がかかりすぎてクライアントの体に負担がかかる場合は、二回に分けて行なうこともある

仙骨や背骨の下部周辺は繊細なエリア

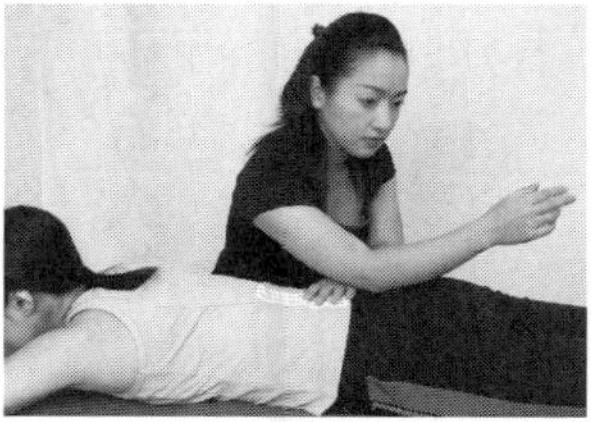

仙骨や背骨の下部周辺は繊細なエリア。ロルファーにも繊細な感覚が要求される。体のさまざまな部位を使って、微妙な変化を感じ取るのもロルファーの重要な仕事。まさに職人技が要求されるセッション

第7セッション

第7セッションは、胸から上を扱う。顔つきが変わったり、美肌効果が出る人も

ロルフィングの第7セッションは、胸から上のセッションです。ふだんはほとんど触れない顔の細かな筋肉や深層筋にもアプローチしますので、顔や頭がすっきりしたという人が多いセッションです。ふだん頭を使いすぎている人や、ストレスが溜《た》まっている人には特に効果的なセッションで、「やり方を教えて」とワーク方法を知りたいというリクエストもよくされます。

また、特に女性にとっては楽しいセッションのようで、顔つきが変わった気がするとか、肌がきれいになったとか、シワが減少したとかいうお話もよく聞きます（が、ロルフィングではそのような目的でワークは行ないませんし、そのような効果もお約束しません）。

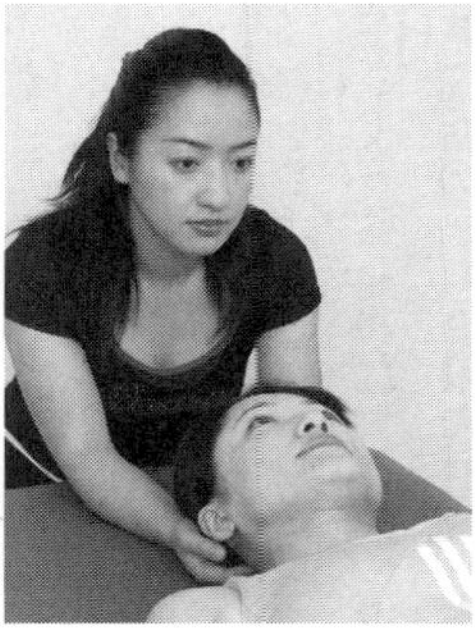

後頭部の筋肉をワークする

首は背骨の終点である大事なエリア。しかも後頭部の筋肉は頭痛や、さらには腰痛にも関係している。ただし、ここは伸ばそうとすればするほど縮んでしまうという複雑なエリアでもある。体の声を聞きながら、ワークをする

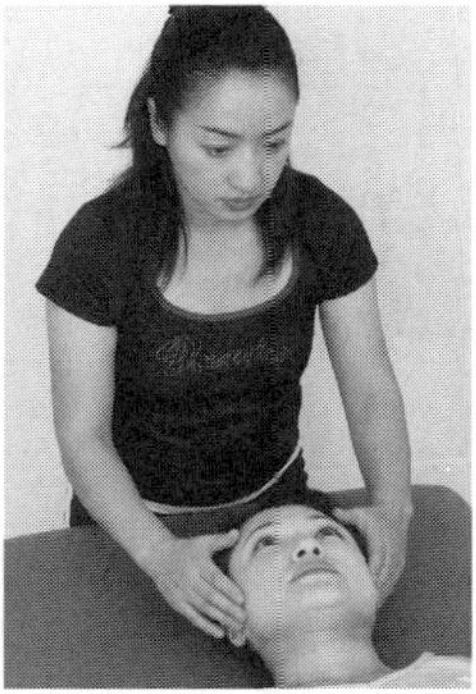

表情筋をワークする

顎《あご》の関節が硬い女性は多い。エクササイズで行なった口の中だけでなく、顔のさまざまなエリアをゆるめることによって、顎の関節もゆるんでくる。また、表情筋にアプローチすることによって若返った感じがするという人も多い

おわりに

ロルフィングを受けると「つらいことには無理ができなくなるけれども、楽しいことは無理がきくようになった」と多くの人が言います。自分の体に正直になります。「なんだ、そんなの当たり前だ」

そう。ロルフィングは当たり前のことが、とっても当たり前になる、そんなボディワークです。

たった10回のセッションです。

ロルフィングを受けても何も変わらない。ワークルームのあのドアから入って来た人が、あのドアから外の世界に出て行く、毎回それが繰り返され、そして全10回が終わった日もそれが起こるだけです。

ただそれだけなのですが、じつはここに大きな違いがあります。方向性が違う。

今まで周囲の環境から身を守るために体を鎧《よろい》のように固くしてきた人なら、その逆の方向性、すなわち周囲の環境に順応するように体を柔軟にしていくような方向に変わる。だからロルフィングは、すべて受け終わって数カ月、数年後にも大きな変化があります。

本書のエクササイズもそうです。何が変化しているのかは気付かないかもしれない。でも、ある日、久しぶりに会った知り合いから「何かわからないけど変わったね」と言われる。そして、あなたはその言葉にピンと来ない。そのさりげなさがロルフィングなのです。

本書でロルフィングに興味を持った方は、ぜひ実際に受けてみてください。

また、前著『疲れない体をつくる「和」の身体作法』（祥伝社黄金文庫）は、古典芸能である能とロルフィングの関連について書きました。併《あわ》せてお読みいただければ幸いです。

さて、本書もたくさんの方のお世話になってできあがりました。

感謝をいたします。

まずは体験談をお書きいただいた林望《はやしのぞむ》氏。本当にお世話になりました。

またロルファーの中村直美《なかむらなおみ》さんと大貫毅朗《おおぬきたけお》さんにはアイディアやモデルも含めてたくさんのお世話になりました。

むろん私に最初にロルフィングをしてくださった田畑浩良《たはたひろよし》さん。田畑さんがいなかったら、本書どころか今の私もいません。感謝してもし尽くせません。

そしてモデルとして登場していただいた俳優の水野《みずの》ゆふさん。

さらに私のクライアントの方々。本書はその方たちとの交流の中から生まれました。

また、いつもながら遅筆の私を前著同様、飴だけで激励してくださった編集部の方々。

そして最後に前著をお読みいただいたみなさまと、本書をお手に取ってくださった方、本当にありがとうございました。

二〇〇六年十一月

文庫化に際してのあとがき

心あるボディワーカーや整体師ならば、自分の行なっている施術が本当に効果があるかどうかは常に疑っているだろう。

「学校で学んだから」というだけで、それが効果があると思い込んでいる人はボディワーカーにはいないだろうが、しかしクライアントが「効《き》いた」というのを、そのまま信じるのも問題だ。

人は目の前にいる人とはできるだけ対立したくない。よく思われたい。それが自分の体を預けている人ならば、なおさらだ。「どうでしたか」と聞かれれば、あまりよくわからなくても「はい。よかったです」と思わず応《こた》えてしまうものなのだ。

あるいは、本書冒頭に体験談を寄せていただいた林望さんのように本当に腰痛がなくなったと言ってくださったり、またスポーツなどで驚くべき成績を上げるようになったと喜んでいただいたとしても、それが自分の施術の結果ではなく、クライアントの「気のせい」である可能性は否定できない。

だから、心あるボディワーカーは「本当にこれでいいんだろうか」と常に自問自答している。

そんなとき一番確実なのは動物に施術してみることだ。

友人の犬（ゴールデンレトリバー）の口が開かなくなったことがあった。動物のお医者さんに行ったときに何かをされたらしく、そのショックからかまったく口が開かなくなったのだ。しかも夏。舌を出せないと命の危険すらある。

その友人から「ロルフィングをやっているんだから犬だってできるだろう」といわれた。家の書棚には犬の解剖学の本が何冊かある。それで筋肉を研究して、だいたいどこをゆるめればいいかを考えて友人の家に行く。

メインのターゲットは翼突筋（234ページ）。口の中からのアプローチが効果的だ。が、相手は犬だ。温和なゴールデンだって、見ず知らずの人間に口の中に指を突っ込まれたらビックリするだろう。咬《か》まれるかも知れない。

そこでまずは私も四《よ》つん這《ば》いになって犬と同一視線に。そして、近寄って犬の鼻をペロリと舐《な》める。相手は最初は怪訝《けげん》そうな顔をして腰を引く。もう一度、寄ってペロリ。これを何度も繰り返すうちに相手もこちらの鼻を舐めたがるかのように口をもぐもぐさせる。そんなことをするうちに、組んずほぐれつの関係になり約一時間。口の中に指を入れても平気な関係になった。

ここで翼突筋にアプローチ。十数分の施術で無事に口は開くようになった。

この施術によって「ロルフィングは本当に効くんだ」と自信がもてた。それ以降も、たまに動物に施術をすることがあるが、動物はちゃんと施術をすれば、しっかりと変化する。

が、不思議なことに同じことをしても人間には効かないことがある。筋肉へのアプローチも正しいし、確かに今、目の前では体は変化はしている。だが、その変化を一生懸命に引き戻そうとする人がいるのだ。むろん無意識に、本人すらも気付かないうちにだ。それはその人自身の「心」が邪魔をしていることが多い。

しかしロルフィングでは「心」は扱わない。こういう人には何とも手の施《ほどこ》しようがないのだ。

これは私個人の考えで、異論のあるロルファーはいるだろうが、少なくとも私は、ロルフィングを受けるには、それ相応の「覚悟」をもっていたほうがいいと思っている。「絶対、自分の体を変えるんだ」でもいいし、「もう自分の体を他人任せにしない」でもいい。そういう覚悟を持ってロルフィングを受けたほうが成果は上がる。だからロルフィングは、スポーツ選手や歌手、俳優などの、自分の体を使って仕事をしているプロの人のほうが大きな成果を上げるのだ。

施術料だって決して安くはない（だが一〇分一〇〇〇円程度が目安の街中のクイックマッサージに比べれば高くはない）。一回の施術時間だって長いし、全一〇回という期間だって短くはない。それだけの犠牲を払って受けるのである。

「何とかして」という「お客さん」として受けに来るのは、じつにもったいない。ロルフィングは強力な施術である。むろん、ある程度の効果は上がる。だが、受け手の覚悟に応じた成果しか上がらないことも事実だ。

たとえば、受けるときの格好。ロルフィングは肌に直接アプローチする。だから受けるときには下着姿が最もいい。男性ならばパンツ一枚。女性ならば、それにブラ。そう告げると「恥ずかしいのでTシャツと短パンでいいですか」という人がいる。心優しいロルファーの中には「いいですよ」という人もいるが、私はそういう人には「ダメです」といい、それでも「恥ずかしいので」という人には、施術をお断わりしている。

「体を変えたい」という気持ちと「恥ずかしい」という気持ちを天秤《てんびん》に掛け、その人は「恥ずかしい」を優先しているからだ。そういう人に施術をしても「心」が邪魔をして、なかなか変化が起きない。ちょっと起きても、また自分の「心」が元に戻してしまう。

たまには「下着であることが必要な理由をちゃんと説明してください」なんていう人もいる。そういう人もお断わりする。そういう人も心のどこかで自分の体を変えることを拒否している。「自分が理解できる範囲でなら変わってもいいけれども、それ以上はお断わり」というメッセージを発しているのだ。その人が理解できる範囲の変化などは、たいした変化ではないのである。

「体を変えたい」といくら口で言ってもダメだ。ましてや「自分はお金を払ったんだから、お客として扱ってほしい」などという人は最初からお話にならない。

古典芸能の稽古《けいこ》で「お金を払ったんだから、ちゃんとわかりやすいように教えてほしい」とか「もっとお客として丁寧に扱ってほしい」なんて人はいない。素人だって修行のつもりで稽古するから、叱られたって、理解できないことを言われたって、何もいわずにそれを受け入れて真摯《しんし》に稽古に励む。

崖から飛び降りるつもりで、全面的に身心を預けて受けたほうが効果は上がるのだ。ボディワークはマッサージではない。施術をする者とされる者とが共同して行なう一種の修行なのだ。

本書では、ひとりでできるさまざまなエクササイズを紹介した。しかし、ぜひロルフィングの施術も受けてほしい。ぜひ本気で、覚悟を持って受けてほしい。その覚悟が本気であればあるほど、まったく新しい体の可能性を感じることができるはずだ。

二〇一一年十二月

安田　登

ロルフィングを受けてみたいという方のために

●1回のセッション時間は1時間半から2時間ほど。1セッション、12000円から20000円ほど（ロルファーによって異なる）。支払いは毎回行なわれ、最初に全額支払う必要はない。

●手技のみで行なわれるので、手で皮膚を直接触れることができるような服装で。

●治療ではありません。また心理面も一切、扱いません。

●現在・過去の病歴によってはロルフィングを受けることを見合わせたほうがいい場合もある（事前にお問い合わせを）。

●痛みはまったくない。少しでも痛かったらその旨《むね》をロルファーに。

●そのほか注意事項はロルファーによって違うので、事前にお問い合わせを。

藤本 靖　ふじもと やすし

前著『疲れない体をつくる「和」の身体作法』でお世話になった実践・研究両分野に秀でた数少ないロルファーです。自身も表現者であるため、バレエや歌などの表現者が多く訪れています。

http://www.all-blue.com/
携帯：090-4004-9228　Eメール：y-fujimoto@abeam.ocn.ne.jp

長沼 美代子　ながぬま みよこ

知人の知人が彼女からロルフィングを受け、そのあまりの変化に知人が驚いて私に連絡をしてきました。彼女に会うと心身ともに元気になり、何かを始めたくなるので楽しみに通っていたとも言ってました。表参道の隠れ家的ワークルーム。

http://www.din.or.jp/~miyoko/
携帯：090-8455-3793　Eメール：miyoko@din.or.jp

溝辺 英子　みぞべ えいこ

ロルフィングのトレーニング中は、おたがいにロルフィングをしあった仲間。さっぱりした性格のスポーツ系ロルファーですが、今はお年寄りに体の使い方や、いたわり方なども指導しています。いっしょにワークショップや講座などをしています。

http://hmf-rolfing.com/
電話：03-5797-9787　Eメール：e.mizobe@nifty.com

楠美 奈生　くすみ なお

現役コンテンポラリー・ダンサー（近藤良平《こんどうりょうへい》の作品にも参加）という異色ロルファー。夏に那須の二期倶楽部で行なわれる「山のシューレ」など、講座やワークショップをともに行なうだけでなく、パフォーマンスもいっしょに行なっています。

http://naokusumi.com/
携帯：080-5017-9017　Eメール：info@naokusumi.com

※もっと詳細に知りたい方は以下へ。
http://www.rolfing.or.jp/（日本ロルフィング協会）
http://www.watowa.net/（安田 登「和と輪」）

おすすめロルファー

今は、私(安田)はロルフィングをしていないので、おすすめのロルファーを紹介します。

田畑 浩良　たはた ひろよし

田畑さんのロルフィングを受けて、体の可能性に気付きました。自分の体を真剣に見つめなおしてみたいと積極的に思っている方には文句なしのおすすめです。

http://www.rolfinger.com/
電話:03-3461-5462　Eメール:rolfer@rolfinger.com

中村 直美　なかむら なおみ

本書でロルフィングをしているロルファーです。体験記をいただいた林望氏も、そして私も、体に不調があると駆け込むのが中村直美さんです。オペラ歌手、武道家などの専門家も多く訪れていますが、一般の方にも優しい女性ロルファーです。本書で紹介したエクササイズにも中村さん考案のものが数多く含まれています。

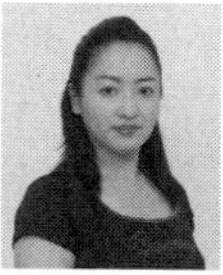

http://www.rolfer.jp/　ファクシミリ:03-5936-8998
携帯:080-5685-7003　Eメール:nakamura@rolfer.jp

大貫 毅朗　おおぬき たけお

やはり本書に出ている男性ロルファー。「和と輪」というグループを安田とともに主宰しています。誠実なロルフィングで好評です。一緒にワークショップなどもしますので、そちらのお問い合わせもどうぞ。

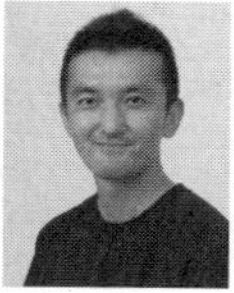

http://www.salon-axis.com/
携帯:090-9676-2449　Eメール:onuki@salon-axis.com

参考文献

ボディワーク関連

『Rolfing』Ida P. Rolf(Healing Arts Press)
『Balancing Your Body』Mary Bond(Healing Arts Press)
『Dynamic Alignment Through Imagery』Eric Franklin(Human Kinetics)
『Deep Tissue Massage』Art Riggs(North Atlantic Books)
『Anatomy Trains』Thomas W. Myers(Churchill Livingstone)
『The Endless Web』R. Louis Schultz(North Atlantic Books)
『ネッター解剖学アトラス』Frank H. Netter(著)、相磯貞和(翻訳)(南江堂)
『日本人体解剖学』金子丑之助(南山堂)
『Trail Guide to the Body(ボディ・ナビゲーション)』Andrew R. Biel (Books of Discovery)
『Atlas of Skeletal Muscles』Robert J. Stone, Judith A. Stone (McGraw-Hill Higher Education)
『クリニカルマッサージ』James H. Clay(著)、David M. Pounds(著)、大谷素明(翻訳)(医道の日本社)
『人体に隠された進化史』(「ニュートン」2005,11)
『ロルフィング概説』藤本靖

和の身体関連

『日本の弓術』オイゲン・ヘリゲル(述)、柴田治三郎(翻訳)(岩波文庫)
『弓と禅』オイゲン・ヘリゲル(著)、稲富栄次郎・上田武(翻訳)(福村出版)
『五輪書』宮本武蔵(著)、渡辺一郎(校注)(岩波文庫)
『兵法家伝書—付・新陰流兵法目録事』柳生宗矩(著)、渡辺一郎(校注)(岩波文庫)

中国古典関連

『周易・伝習録』王弼、伊藤東涯(注)(漢文大系第16巻)(冨山房)
『I CHING』Richard Wilhelm(訳)、C. G. ユング(序文)(PENGUIN)
『大学説(章句)・中庸説(章句)・論語集説・孟子定本』(漢文大系第1巻)(冨山房)
『老子翼、荘子翼』(漢文大系第9巻)(冨山房)
『字通』白川静(平凡社)
『漢字の起原』加藤常賢(角川書店)
『中国古代の宗教と文化』赤塚忠(角川書店)
『洗心洞劄記』大塩中斎(日本思想大系46「佐藤一斎・大塩中斎」)(岩波書店)

そのほか

『ゴシックの図像学』エミール・マール(著)、田中仁彦(翻訳)、磯見辰典(翻訳)、池田健二(翻訳)、細田直孝(翻訳)(国書刊行会)
『シャルトル大聖堂』磯崎新(磯崎新の建築談議06)(六耀社)
『サトル・ボディのユング心理学』老松克博(トランスビュー)
『何を、どう祈ればいいか』アントニー・デ・メロ(著)、裏辻洋二(翻訳)(女子パウロ会)
『延命十句観音経講話』原田祖岳(大蔵出版)

一〇〇字書評

切り取り線

購買動機（新聞、雑誌名を記入するか、あるいは○をつけてください）	
□（　　　　　　　　　　　　）の広告を見て	
□（　　　　　　　　　　　　）の書評を見て	
□ 知人のすすめで	□ タイトルに惹かれて
□ カバーがよかったから	□ 内容が面白そうだから
□ 好きな作家だから	□ 好きな分野の本だから

●最近、最も感銘を受けた作品名をお書きください

●あなたのお好きな作家名をお書きください

●その他、ご要望がありましたらお書きください

住所	〒				
氏名		職業		年齢	
新刊情報等のパソコンメール配信を 希望する・しない	Eメール	※携帯には配信できません			

あなたにお願い

この本の感想を、編集部までお寄せいただけたらありがたく存じます。今後の企画の参考にさせていただきます。Eメールでも結構です。

いただいた「一〇〇字書評」は、新聞・雑誌等に紹介させていただくことがあります。その場合はお礼として特製図書カードを差し上げます。

前ページの原稿用紙に書評をお書きの上、切り取り、左記までお送り下さい。宛先の住所は不要です。

なお、ご記入いただいたお名前、ご住所等は、書評紹介の事前了解、謝礼のお届けのためだけに利用し、そのほかの目的のために利用することはありません。

〒一〇一-八七〇一
祥伝社黄金文庫編集長　萩原貞臣
☎〇三（三二六五）二〇八四
ohgon@shodensha.co.jp

祥伝社ホームページの「ブックレビュー」からも、書けるようになりました。
www.shodensha.co.jp/bookreview

祥伝社黄金文庫

ゆるめてリセット ロルフィング教室《きょうしつ》

平成23年12月20日　初版第1刷発行
令和 3 年 2 月25日　　　第2刷発行

著　者　安田《やすだ》 登《のぼる》
発行者　辻　浩明
発行所　祥伝社《しょうでんしゃ》
〒101－8701
東京都千代田区神田神保町3－3
電話　03（3265）2084（編集部）
電話　03（3265）2081（販売部）
電話　03（3265）3622（業務部）
www.shodensha.co.jp
印刷所　萩原印刷
製本所　ナショナル製本

ISBN978-4-396-31560-3 C0175

祥伝社黄金文庫

曽野綾子
〈敬友録〉「いい人」をやめると楽になる
縛《しば》られない、失望しない、傷つかない、重荷にならない、疲れない〈つきあいかた〉。「いい人」をやめる知恵。

曽野綾子
〈安心録〉「ほどほど」の効用
失敗してもいい、言い訳してもいい、さぼってもいい、ベストでなくてもいい息切れしない〈つきあいかた〉。

曽野綾子
〈幸福録〉ないものを数えず、あるものを数えて生きていく
「数え忘れている〝幸福〟はないですか？」幸せの道探しは、誰にでもできる。人生を豊かにする言葉たち。

曽野綾子
〈救心録〉善人は、なぜまわりの人を不幸にするのか
たしかにあの人は「いい人」なんだけど…。善意の人たちとの疲れない〈つきあいかた〉。

斎藤茂太
いくつになっても「輝いている人」の共通点
今日から変われる、ちょっとした工夫と技術。それで健康・快食快眠・笑顔・ボケ知らず！

斎藤茂太
いくつになっても「好かれる人」の理由
人間は、いくつになっても人間関係が人生の基本。いい人間関係が保たれている人は、いつもイキイキ。

祥伝社黄金文庫

村上和雄
棚次正和
人は何のために「祈る」のか
「祈りと遺伝子」という壮大なテーマに世界的科学者と第一線の宗教学者が挑む！　「思い」は遺伝子にも伝わる。

天外伺朗《てんげしろう》
運力（うんりょく）
「運」のいい人、悪い人はどこが違うのか？　人生を切り開き、智慧《ちえ》を磨く21の法則を明らかにする。

天外伺朗
ここまで来た「あの世」の科学［改訂版］
宗教的で神秘的な響きを持つ言葉「あの世」。最先端科学の立場から「あの世」を徹底的に分析すると…。

天外伺朗
般若心経の科学［改訂版］
「空《くう》」とは何か？　「苦」から逃れる術《すべ》はあるのか？　最先端科学で読み解いた仏教、悟《さと》りの奥義。

児玉光雄
イチローの逆境力
イチローほど逆境を味方につけて飛躍を遂げたアスリートはいない。そんな彼の思考・行動パターンに学ぶ！

上田武司
プロ野球スカウトが教える一流になる選手　消える選手
一流の素質を持って入団しても、明暗が分かれるのはなぜか？　伝説のスカウトが熱き想いと経験を語った。

祥伝社黄金文庫

カワムラタマミ
からだはみんな知っている
10円玉1枚分の軽い「圧」で自然治癒力が動き出す！　本当の自分に戻るためのあたたかなヒント集！

斎藤洋一
奇跡の丹田《たんでん》呼吸法
〝丹田呼吸法〟はお釈迦様が心身を丈夫にされ、悟りを開くもとになった呼吸法―体のすみずみまで元気に。

光岡知足《みつおかともたり》
腸内クリーニングで10歳若くなる
〝腸内善玉菌〟を増やし、腸をきれいにする「腸内クリーニング」。これで健康で若々しいからだが手に入る！

済陽高穂《わたようたかほ》
がんにならない毎日の食習慣
先進国で日本だけが急増中のがん。食事を変えれば、がんは防げることを臨床から実証！その予防法とは？

済陽高穂
がんにならない毎日の食レシピ
4000例の手術経験と15年の研究から完成した「済陽式食事療法」。63レシピとして具体化した決定版！

池谷敏郎
ここ10年で、これだけ変わった！最新医学常識99
ジェネリック医薬品は同じ効きめ？睡眠薬や安定剤はクセになるので、やめる？　その「常識」危険です！

祥伝社黄金文庫

三石　巌
医学常識はウソだらけ
コレステロールは〝健康の味方〟？ 貧血には鉄分ではなく、ダンパク質!? 医学の常識はまちがっている？

三石　巌
脳細胞は甦《よみがえ》る
アインシュタインの脳に多く存在した物質、大豆や卵がボケを防ぐ……分子栄養学が明かす活性化の原理。

大川隆裕
やせないのには理由《わけ》がある
もっとも肥満に効果的な「グラフ化体重日記」による行動修正療法を、家庭でできるように簡素化！

千葉麗子
白湯ダイエット
「朝一杯のお湯」には、すごいパワーがあるんです。火つけ役・チバレイが、すべてお答えします！

山田陽子
山田光敏
みるみる「おなか」がヤセてきた
ポッコリおなかをスッキリさせ、バストもアップする驚異の山田式全公開！独創的な「O脚矯正法」とは？

山田陽子
山田秀紀
みるみる「冷え症」がなおった
冬こそ冷え症退治のチャンス！生活習慣をちょっと変えるだけで温かい体になる！冷え症克服のバイブル。